婴幼儿托育服务与管理专业规划教材

"十四五"职业教育国家规划教材

U0955015

杨晓萍　李姗泽　总主编

婴幼儿传染病预防

主　编：张　芸　陈洪毅　许红梅
副主编：杨正巧　袁　霞
编　委：高家虹　李晓燕　尹安瑞
秘　书：陈洪毅

西南大学出版社
SWUPG　国家一级出版社　全国百佳图书出版单位

图书在版编目(CIP)数据

婴幼儿传染病预防 / 张芸, 陈洪毅, 许红梅主编
. -- 重庆 : 西南大学出版社, 2024.3
ISBN 978-7-5697-1879-9

Ⅰ. ①婴… Ⅱ. ①张… ②陈… ③许… Ⅲ. ①小儿疾病—传染病防治—教材 Ⅳ. ①R725.1

中国国家版本馆CIP数据核字(2023)第221861号

婴幼儿传染病预防

YINGYOU'ER CHUANRAN BING YUFANG

主　编　张　芸　陈洪毅　许红梅

总 策 划:杨　毅　杨景罡
执行策划:钟小族　张燕妮
责任编辑:张燕妮　鲁　艺
责任校对:翟腾飞
书籍设计:闰江文化
排　　版:夏　洁
出版发行:西南大学出版社(原西南师范大学出版社)
重庆·北碚　邮编:400715
印　　刷:重庆紫石东南印务有限公司
幅面尺寸:185mm×260mm
印　　张:14
字　　数:262千字
版　　次:2024年3月　第1版
印　　次:2024年3月　第1次印刷
书　　号:ISBN 978-7-5697-1879-9
定　　价:58.80元

本书如有印装质量问题,请与我社市场营销部联系更换。
市场营销部电话:(023)68868624　68367498

婴幼儿托育服务与管理专业规划教材

总序

0~3岁婴幼儿阶段是一个人生命中最快速发展的时期，亦是人生的重要奠基期。婴幼儿成长需要一个儿童友好社会，需要一个完整的社会教育架构，以保证每个家庭中的每一个孩子都能在其黄金三年得以健康成长。由此，架构一个完整的有利于婴幼儿健康成长的托育服务体系，并在高校培养相应的人才是中国教育体系刻不容缓的任务。

婴幼儿托育服务质量不仅关乎婴幼儿的健康成长，而且关乎人民群众的获得感、幸福感和安全感。近年来，国务院、教育部相继出台了一系列政策，对婴幼儿托育事业进行规划和布局。《中华人民共和国国民经济和社会发展第十四个五年规划和2035年远景目标纲要》中特别强调"发展普惠托育服务体系，健全支持婴幼儿照护服务和早期发展的政策体系"。2021年12月，国家发展改革委等部门联合印发了《"十四五"公共服务规划》，指出"着力构建多元化、多样化、覆盖城乡的婴幼儿照护服务体系，积极引导社会力量举办托育服务机构……依法逐步实行婴幼儿照护工作人员职业资格准入制度"。党的二十大报告中提出"群众在就业、教育、医疗、托育、养老、住房等方面面临不少难题……我们已经采取一系列措施加以解决，今后必须加大工作力度"。

构建规范普惠的婴幼儿托育服务体系对于改善我国人口结构、积极应对人口老龄化、保持我国人力资源禀赋优势等具有重要意义。尽早研究、大力发展婴幼儿托育服务体系，建立健全相关的政策制度设计，是事关国家发展与安全、关乎国计民生的重要任务，这离不开大量高素质专业人才的支撑。目前，我国托育服务从业人员队伍建设主要存在数量不足、人员素质参差不齐、托育服务人才培养和培训体系尚未形成等短板，应拓宽培养培训渠道，着力建设一支品德高尚、富有爱心、敬业奉献、素质优良的托育服务人才队伍。

本套教材依据《职业教育专业目录(2021年)》，按照《托育机构设置标准(试行)》《托育机构管理规范(试行)》《托育机构保育指导大纲(试行)》等重要文件精神进行编写，涵盖了婴幼儿托育服务与管理专业主要基础课程和专业核心课程，共包含23本教材。在编写过程中我们力求创新，努力打造自己的优势和特色。

第一，充分体现医教融合，指向岗位实际需求。本套教材的编写团队由师范院校、医学院校和企业团队构成，积极促成高校、医院与早教机构联合开发应用型课程，共同聚焦“医教融合”托育服务新模式下的岗位核心能力，着力体现人才培养的前瞻性和适应性。

第二，结合工作流程制订项目学习任务，符合高职“三教”改革趋势。立足职业教育的类型特点和经济社会发展对技术技能型人才的需求，探索活页式新形态教材开发的思路和方法，是职业教育“三教”改革的重要内容。本套教材积极探索以提高实践能力为引领的人才培养流程，对接职业岗位标准，将工作任务转化为项目，将专业知识与技能转化为岗位能力，以项目为纽带、工作任务为载体、工作过程为导向，构建教材内容。融合学校和企业人员，共同编写理实一体、书证融通的工作手册式、活页式新形态教材。

第三，体现岗位能力要求，让学习者提前了解真实工作应用场景。本套教材以学习者发展为根本，以学习产出为导向，关注实践性教学内容，重视解决工作实际问题。在内容设计上，以典型工作任务、案例为载体组织教学单元。立足真实工作情景，采用大量真实案例及拓展阅读素材，帮助学习者在了解基本理论的前提下，更好地面对、解决工作中遇到的实际问题。

第四，配备丰富教学资源，视频展示实操技能。本套教材在设计上注重实操性，通过操作视频、题库、案例集等数字资源，为学习者创设真实详细的任务情境，增强学习过程的综合性、趣味性、挑战性，使学习者在主动建构、合作共研的过程中获得新知、提升经验。此外，编写团队还重视教材的实用性和灵活性，打造“纸质教材+数字化教材”协同互补的新形态教材体系，以期提高教学实效。

本套教材的顺利付梓得益于所有参编人员的辛劳付出和西南大学出版社的积极协调与沟通。在此向参与此次编写活动的全体人员表达我们的敬意。同时，教材写作难免有疏漏或不足之处，我们将在教材使用中进一步总结反思，不断修订完善，恳请各位同行不吝赐教。

李姗泽

序言

2018年，世界卫生组织、联合国儿童基金会等国际组织颁布《养育照护促进儿童早期发展——助力儿童生存发展，改善健康，发掘潜能的指引框架》，呼吁国际社会和各国政府重视儿童早期养育和教育。2019年《国务院办公厅关于促进3岁以下婴幼儿照护服务发展的指导意见》指出，3岁以下婴幼儿照护服务是生命全周期服务管理的重要内容，事关婴幼儿健康成长，事关千家万户。2021年国家发展改革委等21部门联合印发的《"十四五"公共服务规划》强调，在新时代背景下，要建立完善的促进婴幼儿照护服务发展的政策法规体系和标准规范体系，要大力发展普惠托育服务，着力构建多元化、多样化、覆盖城乡的婴幼儿照护服务体系，积极引导社会力量举办托育服务机构，不断满足人民群众日益增长的托育服务新需求。目前"婴幼儿传染病预防"不仅是婴幼儿托育服务与管理专业人才培养的重要必修课程，更是婴幼儿托育服务与管理机构人才培养的重要课程。但长期以来，众多职业院校和托育服务与管理机构除自编或协编的学前卫生学等教材外，尚无一本国家规划的婴幼儿传染病预防教材。所以婴幼儿传染病预防教材编写很有必要。

本教材依据《中华人民共和国基本医疗卫生与健康促进法》《中华人民共和国母婴保健法》《中华人民共和国母婴保健法实施办法》以及《托儿所幼儿园卫

生保健管理办法》《学校食品安全与营养健康管理规定》《托儿所幼儿园卫生保健工作规范》，为加强托儿所、幼儿园（以下简称托幼机构）卫生保健管理工作，保障儿童身心健康，结合婴幼儿托育服务与管理专业人才培养所需而撰写。

本书的编写团队由高校教师及儿童医院一线工作者共同组成。分别是：湖南省怀化工业中等专业学校/怀化工商职业技术学院（筹）张芸，铜仁职业技术学院陈洪毅、刘梦薇，铜仁幼儿师范专科学校唐荔婷，重庆理工职业学院唐丽娟、高家红、陈洪永、谭书梅、尹安瑞，重庆科创职业学院李晓燕，重庆医科大学附属儿童医院许红梅，重庆市巴南区人民医院蒋化，重庆市人民医院黎小丽，贵州省职工医院刘冲，铜仁市人民医院梁维维。

由于工作繁忙，编写时间短促，水平有限，还有很多欠妥当之处，诚请同行专家和同学们多提宝贵意见，以便修订改进！

陈洪毅撰　张芸、许红梅审

2023年3月

目录

项目一 总论

项目目标

1.掌握传染病的概念与分类，婴幼儿传染病的特征，影响婴幼儿传染病的流行因素，婴幼儿传染病的防护设施因素。

2.熟悉传染病的传播途径，传染病的隔离及相关防护制度。

3.了解婴幼儿传染病的相关隔离、防护措施及突发公共卫生事件下相关防护隔离措施。

4.能运用传染病的基本理论知识指导日常生活预防，进行常规婴幼儿传染病防护，并能正确健康宣教。

5.通过了解婴幼儿常见传染病知识，培养婴幼儿照护中独立观察与思考的能力，具备理实一体化教学、关心爱护婴幼儿身心发育的能力，具备认真负责、科学严谨的工作态度。

学习重难点

学习重点：掌握婴幼儿传染病的流行规律及预防、隔离和防护措施。

学习难点：不同婴幼儿传染病的预防要求和相关防护技能。

思维导图

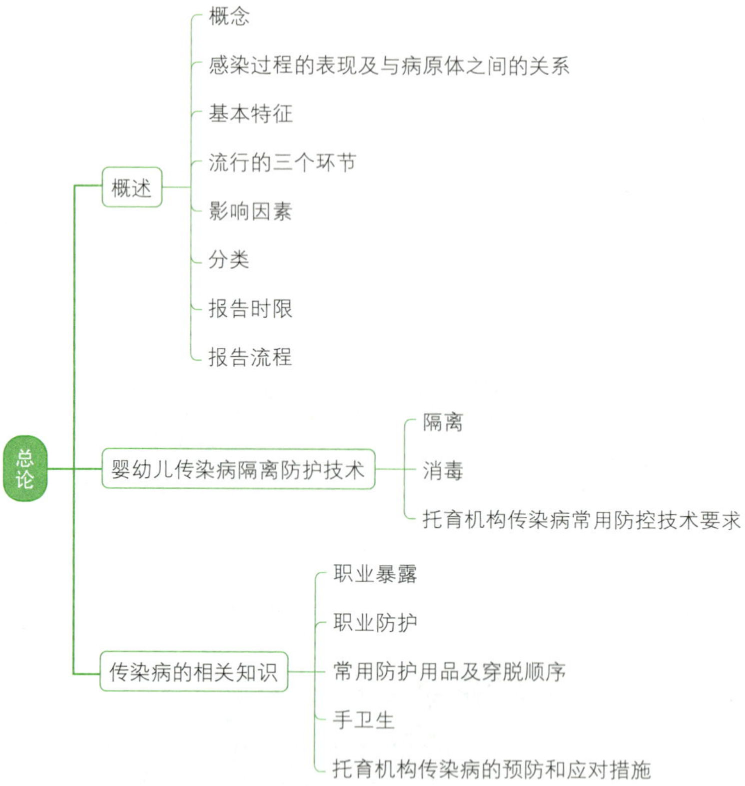

案例导入

“婴幼儿传染病预防”是一门独立研究0~3岁婴幼儿常见传染病的症状和防控的学科，专业性较强，同时具有一定的科普性。本课程基于“传染病学”“内科护理学”“传染病护理学”等，以婴幼儿常见传染病的不同传播途径为主线，研究婴幼儿常见传染病的症状及防控，“婴幼儿传染病预防”不仅是婴幼儿托育服务与管理专业人才培养的重要必修课程，更是婴幼儿托育服务与管理机构人才培养的重要课程。

任务一
概述

任务描述

在人类历史上，一些烈性传染病如天花、霍乱、鼠疫等，曾流行十分猖獗并造成重大灾难。有些急慢性传染病，如伤寒、疟疾、斑疹伤寒、白喉、血吸虫病、黑热病等在我国城乡亦曾广泛流行，给广大民众造成严重威胁。2019年突发的新冠疫情给人民的身心健康带来严峻的考验。对于0~3岁的婴幼儿来说，此时处于身体快速发育的阶段，各器官还未发育完善，缺乏各种免疫力，易遭受外界病原体感染，学习托育机构常见传染病的相关防控措施，保护婴幼儿身心健康成长，才能共同助力“健康中国”。

工作表单

工作表单1

资料收集

在人类历史长河中，传染病不仅威胁人类的健康和生命，而且影响着人类文明的进程，甚至改写了人类文明历史。如公元前430年的雅典大瘟疫，中世纪欧洲的黑死病，2012年的中东呼吸综合征，2019年的新型冠状病毒肺炎疫情等新传染病相继出现，与此同时，病毒性肝炎、结核病等古老传染病持续肆虐。

请以小组的形式进行资料收集，回答如下问题：

1. 什么是传染病？

2. 从古至今，全球的传染病流行情况是怎么样的？

3. 传染病有哪些特征？

工作表单2

材料阅读：传染病的传播途径

菌痢、伤寒、霍乱可通过污染的水和食物感染。猩红热、百日咳、流感、麻疹等可通过咳嗽、喷嚏、谈话排出的分泌物和飞沫，使易感者吸入受染。有的病原体在昆虫体内繁殖，完成其生活周期，通过蚊、蚤、蜱、蝇等昆虫进入易感者体内传播。狂犬病、乙型肝炎等可通过注射感染。血吸虫病、钩端螺旋体病等可通过直接接触疫水传染。艾滋病病原体存在于携带者或患者的血液中，通过应用血制品或性接触等传播。而弓形虫等病原体可通过母体传给子代。

婴幼儿传染病主要传播途径有哪些呢？

工作表单3

知识链接：流行性感冒

春季天气变化大，气候干燥，是婴幼儿传染病多发季节。如果托育机构空间小，空气不流通，极易滋生细菌、病毒等病原体。流行性感冒是一种传染性很强、由流行性感冒病毒引起的急性呼吸道传染病，主要经飞沫直接传染，而飞沫污染手、用具、玩具、衣服等也可致间接传播。常在冬末春初暴发。主要表现为起病急，有高热、畏寒、头痛、四肢酸痛和全身乏力等症状，不久出现咽痛、干咳、流涕、眼结膜充血、流泪以及局部淋巴结肿大等，个别婴幼儿有消化道症状，如呕吐和腹泻等。因此，有效防治婴幼儿传染病是托幼健康安全管理工作的关键。

婴幼儿传染疾病的影响因素有哪些？

学习支持

一、传染病

传染病是指由病原微生物和寄生虫感染人体后产生的有传染性、在一定条件下可造成流行的疾病。

二、感染过程的表现及与病原体之间的关系①

1.病原体被清除

病原体进入人体后，在人体有效的防御作用下，如皮肤黏膜的屏障作用，胃酸的杀菌作用，多种体液成分的溶菌、杀菌作用，血脑屏障和组织细胞的吞噬作用等，在体内被消灭。

2.隐性感染

又称亚临床感染，是指病原体侵入人体后，仅引起机体产生特异性的免疫应答，而不引起或只引起轻微的组织损伤，临床上多无症状、无体征甚至生化改变，只有经免疫学检查才能发现。隐性感染过程结束后，大多数人获得不同程度的特异性主动免疫，病原体被清除，而少数人则转为病原携带者，病原体持续存在于体内，称健康携带者，成为传染源。

3.显性感染

又称临床感染。病原体侵入人体后，不但诱导人体产生免疫应答，而且通过病原体本身的作用或人体的变态反应导致组织损伤，引起病理改变和临床表现。有些传染病在显性感染后，人体获得一定免疫力。少数显性感染者可转为慢性病原携带者。

4.病原携带状态

病原体进入人体后，停留、存在于机体一定的部位，生长繁殖并被排出体外，引起轻度的病理损害，而人体不出现疾病的临床表现。按病原体种类不同分为带病毒者、带菌者与带虫者。按其发生和持续时间的长短，病原携带者又分为健康携带者、潜伏期携带者、恢复期携带者。携带病原体持续时间短于3个月的称为急性携带者，若长于3个月则称为慢性携带者。所有病原携带者都有一个共同的特点：不出现临床症状而能排出病原体，因而在许多传染病中，如伤寒、菌痢、霍乱、流行性脑脊髓膜炎、乙型肝炎等，病原携带者成为重要的传染源。

5.潜伏性感染

又称潜在性感染，病原体进入人体后，人体免疫功能将病原体局限在人体某些部位中，但又不能将病原体完全清除，病原体可长期潜伏下来，人体不出现临床表现，待人体防御机能降低，原已潜伏在人体内的病原体可趁机繁殖，引起

① 李兰娟，任红．传染病学[M].9版．北京：人民卫生出版社，2018.

人体发病。常见的潜伏性感染有单纯疱疹、带状疱疹、疟疾、结核病等。潜伏性感染期间，病原体一般不排出体外，不易成为传染源，这是与病原携带状态不同之处。

以上五种表现在一定条件下可以相互转化，一般认为隐性感染最常见，其次为病原携带状态，显性感染所占比例最低，但易于识别。

三、婴幼儿传染病基本特征

传染病的基本特征是传染病所特有的征象，也是确定传染病的先决条件。

1.病原体

每种传染病都是由特异性病原体引起的。病原体是构成传染的重要因素，从病人体内发现病原体是确诊依据，对传染病的防治也有重要意义。

2.传染性

传染性指病原体由宿主排出体外，经过一定的途径传染给另一个宿主。这是传染病与其他感染性疾病的主要区别。传染病病人有传染性的时期称为传染期，每种传染病的传染期相对恒定，可作为隔离病人的依据。消毒、隔离、人工自动免疫等措施可降低传染病的传染性。

3.流行病学特征

（1）流行性。在一定条件下，传染病在人群中传播蔓延的特性称为流行性。按流行强度和广度可分为：

散发：某传染病在某地的常年发病情况处于常年一般发病率水平，传染病在人群中散在发生。

流行：某传染病在某地区的发病率显著高于常年的一般发病水平。在人群免疫水平较低或疾病的传播途径易于实现时，常易造成流行。

大流行：某传染病在一定时间内迅速蔓延，波及范围广泛，甚至超出国界、洲界。

暴发：某传染病在一个较小的范围内短时间突然出现大批同类病例。

（2）季节性。某些传染病的发病率在每年的一定季节会出现升高的现象。如呼吸道传染病的发病率一般在冬、春季较高，肠道传染病的发病率在夏、秋季较高。

（3）地方性。某些传染病或寄生虫病由于中间宿主的存在、地理条件、气温条件、人民生活习惯等原因，常局限在一定的地理范围内发生，称为地方性传染病。以野生动物为传染源的称为自然疫源性疾病。存在这种疾病的地区称为自然疫源地。

4.感染后免疫（免疫性）

免疫功能正常的人体感染病原体后，均能产生针对该病原体及产物的特异性免疫。感染后免疫属于主动免疫,所生成的抗体为特异性抗体,可通过胎盘转移给胎儿,使胎儿获得被动免疫。不同病原体感染后免疫力的持续时间长短和强弱不同。一般来说,病毒性传染病感染后免疫力持续时间较长,往往保持终生,如麻疹、脊髓灰质炎和乙型脑炎等,但流感、细菌性痢疾和阿米巴病例外。细菌、螺旋体、原虫传染病病后持续时间常较短,但伤寒例外。

四、传染病流行的三个基本环节

传染源、传播途径和易感人群是传染病流行的三个基本环节。三个环节同时存在,方能构成传染病流行,缺少其中的任何一个环节,新的传染便不会发生,不可能形成传染病的流行。

1. 传染源

指体内带有病原体,并能向体外排出病原体的人和动物。

(1)在大多数传染病中,患者是重要传染源。在不同病期的患者,传染性的强弱有所不同,一般情况下,以发病早期的传染性最强。

(2)病原携带包括病后病原携带和无症状病原携带。病后病原携带称为恢复期病原携带,3个月内排菌的为暂时病原携带,超过3个月的为慢性病原携带。无症状病原携带不易发现,在某些传染病中,如伤寒、细菌性痢疾等,具有重要流行病学意义。

(3)个别受感染的动物也能成为传染源。这些以动物为传染源传播的疾病,称为动物源性传染病,有些动物本身发病,如鼠疫、狂犬病、布鲁菌病等;有些动物不发病,表现为病原携带状态,如地方性斑疹伤寒、恙虫病、流行性乙型脑炎等。以野生动物为传染源传播的疾病,称为自然疫源型传染病,如鼠疫、钩端螺旋体病、肾综合征出血热、森林脑炎等。由于动物传染源受地理、气候等自然因素的影响较大,动物源性传染病常存在于一些特定的地区,并具有严格的季节性。[①]

2. 传播途径

病原体离开传染源到达另一个易感者的途径称为传播途径,同一种传染病可以有多种传播途径。

(1)呼吸道传播。病原体存在于空气中的飞沫或气溶胶中,易感者吸入时获得感染,如麻疹、白喉、结核病、禽流感和严重急性呼吸综合征等。

(2)消化道传播。病原体污染食物、水源或食具,易感者于进食时获得感染,如伤寒、细菌性痢疾和霍乱等。

(3)接触传播。易感者与被病原体污染的水或土壤接触时获得感染,如钩端螺旋体病、血吸虫病和钩虫病等。伤口被污染,有可能患破伤风。日常生活

① 李兰娟,任红.传染病学[M].9版.北京:人民卫生出版社,2018.

的密切接触也有可能获得感染，如麻疹、白喉、流行性感冒等。

(4)虫媒传播。被病原体感染的吸血节肢动物，如按蚊、人虱、鼠蚤、白蛉、硬蜱和恙螨等，于叮咬时把病原体传给易感者，可分别引起疟疾、流行性斑疹伤寒、地方性斑疹伤寒、黑热病、莱姆病和恙虫病等。根据节肢动物的生活习性，往往有严格的季节性，有些病例还与感染者的职业及地区相关。

(5)血液、体液传播。病原体存在于携带者或患者的血液或体液中，通过应用血制品、分娩或性交等传播，如疟疾、乙型病毒性肝炎、丙型病毒性肝炎和艾滋病等。

(6)医源性感染。指在医疗工作中人为造成的某些传染病的传播。一类是指易感者在接受治疗、预防、检验措施时，由于所用器械受医护人员或其他工作人员的手污染而引起的传播，如乙型肝炎、丙型肝炎、艾滋病等；另一类是药品或生物制品受污染而引起的传播，如输注因子Ⅷ引起的艾滋病。

(7)母婴传播(垂直传播)。母婴传播主要是通过产道或宫内感染与母亲相同的疾病。由于这种疾病传播是从母亲传至子代，因而也叫垂直传播。乙肝、梅毒、弓形虫病等都有这种传播方式。

3.易感人群

指对某种传染病缺乏特异性免疫力而容易被感染者在某一特定人群中的比例。新生人口增加、易感者的集中或进入疫区，易引起传染病流行。病后获得免疫、人群隐性感染、人工免疫，均使人群易感性降低，传染病不易流行或终止流行。

五、传染病的影响因素

1.自然因素

包括地理因素与气候因素。大部分虫媒传染病和某些自然疫源性传染病，有较严格的地区性和季节性。比如寒冷季节易发生呼吸道传染病，夏秋季易发生消化道传染病。

2.社会因素

主要与人民的生活水平、社会卫生保健事业的发展、预防普及密切相关。社会因素可致机体抗病能力低下，增加感染的机会，亦是构成传染病流行的条件之一。

六、传染病的分类

中国目前的法定报告将传染病分为甲、乙、丙3类。此外，还包括列入乙类、丙类传染病管理的其他传染病和按照甲类管理开展应急监测报告的其他传染病。

1. 甲类

鼠疫、霍乱。

2. 乙类

传染性非典型肺炎(严重急性呼吸综合征)、艾滋病、病毒性肝炎、脊髓灰质炎、人感染高致病性禽流感、麻疹、肾综合征出血热、狂犬病、流行性乙型脑炎、登革热、炭疽、细菌性和阿米巴痢疾、肺结核、伤寒和副伤寒、流行性脑脊髓膜炎、百日咳、白喉、新生儿破伤风、猩红热、布鲁菌病、淋病、梅毒、钩端螺旋体病、血吸虫病、疟疾,2013年11月增加了人感染H7N9禽流感。

3. 丙类

流行性感冒(含甲型HIN1流感)、流行性腮腺炎、风疹、急性出血性结膜炎、麻风病、流行性和地方性斑疹伤寒、黑热病、棘球蚴病、丝虫病,除霍乱、痢疾、伤寒和副伤寒以外的感染性腹泻病,2008年5月增加了手足口病,2014年1月将甲型HIN1流感由乙类调整到丙类(并入流行性感冒)。

值得注意的是在乙类传染病中,传染性非典型肺炎、炭疽中的肺炭疽、脊髓灰质炎必须采取甲类传染病的报告、控制措施。[①]

七、传染病的报告时限

责任报告单位和责任疫情报告人发现甲类传染病和乙类传染病中的肺炭疽、传染性非典型肺炎等,按照甲类管理的传染病人或疑似病人时,或发现其他传染病和不明原因疾病暴发时,应于2小时内将传染病报告卡通过网络报告。对其他乙、丙类传染病病人、疑似病人和规定报告的传染病病原携带者在诊断后,应于24小时内进行网络报告。不具备网络直报条件的医疗机构,应及时向属地乡镇卫生院、城市社区卫生服务中心或县级疾病预防控制机构报告,并于24小时内寄送出传染病报告卡至代报单位。

八、传染病报告流程

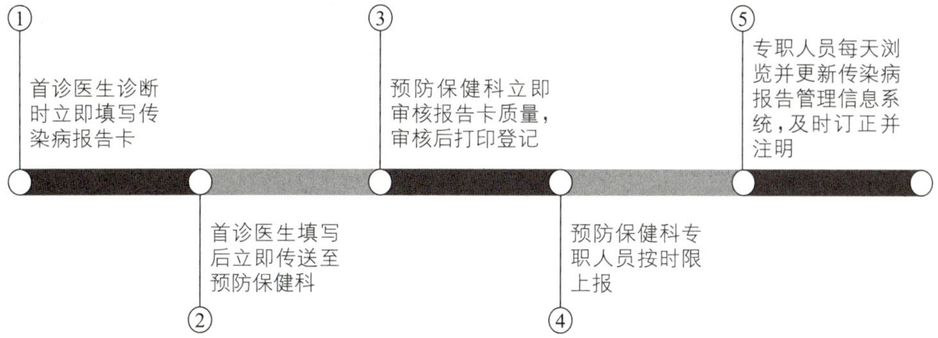

① 李兰娟,任红.传染病学[M].9版,北京:人民卫生出版社,2021.

任务评价

【学习评价】

主题	内容	优秀	良好	一般	较差	很差
学习态度	能准时参加全部课程，按时提交作业，及时查阅教师上传的学习材料	5	4	3	2	1
专业知识	掌握传染病的概念，传染病流行的三个基本环节，传染病的传播途径、传染过程及影响因素	5	4	3	2	1
研讨精神	积极参与讨论，对其他人的发言能提出合理的分析和见解	5	4	3	2	1
团队协作	能很好地融入课堂小组讨论，共同推进学习进程	5	4	3	2	1
沟通交流	能够清晰准确地表达自己的观点，与他人交流时态度、语气恰当	5	4	3	2	1
人文素养	能够关注医学人文知识，有意识地树立职业精神	5	4	3	2	1
信息素养	会检索常见的医学专业文献数据库，主动阅读相关医学文献	5	4	3	2	1
实践应用	结合传染病流行过程的三要素，举例说明在日常生活中如何做好传染病预防	5	4	3	2	1
自我小结						

【企业评价】

评价维度	评价项目及标准	1	2	3	4	5	6	7
知识	掌握传染病的概念、传播途径、流行的三个基本环节、影响因素							
技能	根据传染病基本知识能正确进行健康宣教，支持相关照护操作							
情感	具有团队协作意识、提高专业素养							

任务小结

传染病是由病原微生物和寄生虫感染人体或动物体后所引起的有传染性的一类疾病，在一定条件下可在人群中传播并导致流行。传染病流行的三个基本环节包括传染源、传播途径、易感人群。婴幼儿传染病的传播途径主要有：水和食物传播、空气飞沫传播、接触传播、虫媒传播、血液传播、母婴传播。婴幼儿传染病的主要影响因素包括自然因素、社会因素。婴幼儿传染病的主要特征：有特异病原体、有传染性、有流行病学特征。控制传染病主要根据不同传染病的传染源、传播途径和易感人群采取针对性措施，做到早发现、早诊断、早报告、早隔离、早预防。

任务二

婴幼儿传染病隔离防护技术

任务描述

托育机构的传染病防控工作，一直以来是社会关注的问题。随着新冠疫情的暴发，面对突发公共卫生事件，我国的防控技术进一步规范化、先进化。学习婴幼儿传染病隔离防控技术能提高卫生防范技术水平，对托育机构及社会、家庭稳定更具有重要的意义。

工作表单

工作表单

病毒侵入人体后潜伏2~3周才发病，骤然起病，体温达38℃~39℃，患儿表现为烦躁、食欲不振，发热同时出现皮疹，经诊断为由水痘—带状疱疹病毒引起的急性传染病。初起时为成簇的、小而红的斑疹、丘疹，很快会变为充满液体的疱疹，周围有红色浸润，成批出现，先在患儿胸部、腹部以及背部、头皮出现，后才扩散到四肢等其他部位；第5~9天，疱疹破裂后留下小缺口，疱壁干燥结痂，数日后痂皮脱落，然后患儿渐渐恢复正常。本病皮疹呈向心性分布，同一时期可查见丘疹、疱疹和结痂，为其诊断的特征性线索。传播途径：接触传染或飞沫传染，传染性极强，有接触史的易感者90%以上发病。好发季节：四季均可发病，冬春两季多发。

小组讨论：传染病患者需要隔离吗？相关隔离防护要求是什么？

学习支持

一、传染病的隔离

1.隔离

指将病人和病原携带者送到指定的隔离单位，与健康的人群或非传染患者隔开，防止病原体向外传播，并积极进行治疗和护理。

2.隔离要求（目前两大系统）

（1）A 系统：是以类别为特点划分。将传染性疾病按各大系统归纳为 7 个类别，每个类别的隔离措施相同。其优点是简单，易掌握；缺点是针对性不强。我国大部分医院实施 A 系统隔离法，分别包括：

①呼吸道隔离（蓝色标志）。适用于病原体经呼吸道传播的疾病，如流感、麻疹、白喉、百日咳、流行性脑脊髓膜炎等。要求：同种病人可住一室，床距为 2m，但相互间不得借用物品；接近病人时应戴口罩、帽子和穿隔离衣，并保持干燥，病员一般不准外出；病人到其他科室会诊或治疗时应戴口罩，病人呼吸道分泌物经消毒后方可倒入专用下水道或焚烧；病室用紫外线照射，病室内空气每日消毒 1 次。

②消化道隔离（棕色标志）。适用于消化道传染病，如霍乱、病毒性肝炎、伤寒、细菌性痢疾等。要求：不同种病人应尽可能分室收住，如同住一室必须做到床边隔离；接触病人时应穿隔离衣，护理不同病种的病人应更换隔离衣，并消毒双手；病人的食具、便器、呕吐物、排泄物须严密消毒；病室地面、家具每日消毒液喷洒或擦拭；病人之间不得接触或交换物品等；病室应有完善的防蝇设施。

③接触隔离（橙色标志）。适用于病原体经皮肤或黏膜进入体内的传染病，如狂犬病、破伤风、炭疽等。要求：不同种病人分室收住，不得接触他人；进行治疗护理时必须穿隔离衣，皮肤有破损者避免伤口换药及护理，必要时戴手套，已被污染的用具和敷料应严格消毒或焚烧。

④昆虫隔离。适用于由昆虫传播的疾病，如疟疾、流行性乙型脑炎、斑疹伤寒等。要求：病室应有严密的防蚊设备；虱传播的疾病，病人要洗澡、更衣并经灭虱处理后方可进入病室。

⑤血液、体液隔离（红色标志）。适用于病原体通过血液、体液等传播的疾病，如肝炎、艾滋病 、登革热等感染性疾病。要求：注射器、针头、输液器、侵入性导管等须严格按“一人一针一管一巾”的要求，进行各项检查、治疗及护理；若需回收用具应在病室内进行消毒处理，然后送到供应室交换；标本应醒目注明，以引起重视。

⑥引流物、分泌物隔离（绿色标志）。适用于防止因直接或间接接触感染部位的脓液或分泌物引起的传染。要求：给病人换药时戴口罩、戴手套、穿隔离衣；接触患者污染物后，或护理下一个病人前要洗手；污染物品装袋、标记并销

毁或消毒。

⑦结核菌隔离(灰色标志)[①]。适用于痰结核菌阳性或X线检查证实为活动性结核的病人。要求:隔离室要有特别通风设备,隔离室门窗要关闭,同种疾病可居一室;接触病人及病人咳嗽时要戴口罩;接触患者和污染物后,或护理下一个病人前要洗手;污染物品应彻底清洗、消毒或弃去。

⑧严密隔离(黄色标志)。适用于传染性强或传播途径不明的疾病,如鼠疫、霍乱等烈性传染病。要求:病人住单人房间(同病种可住一室),室内物品力求简单并消毒,门口挂有醒目标志,禁止探视;进入病室要戴口罩、手套,穿隔离衣,换鞋,不得随意开启门窗;物品一旦进入病室即视为污染,均应严格消毒处理;室内空气每日消毒1次,地面及距地面2m以下的墙壁、家具用消毒液每日擦洗1次,病人出院或死亡后病室及其一切用物应严格消毒。传染病的治疗是治疗与预防相结合,一经确诊就应早期彻底治疗。

(2)B系统:是以疾病分类的隔离方法,针对每个疾病制订隔离措施,避免措施不全,要求医护人员经过严格训练才能实施。

二、传染病的消毒

1.消毒

用物理、化学方法消除或杀灭由传染源排到外界的病原体,切断传播途径,防止传染病的传播。

2.消毒的种类

(1)预防性消毒。对可能有传染源存在或可能被传染源污染的物品或场所进行消毒,如医院环境日常卫生处理,饭前便后洗手。

(2)疫源地消毒。对传染源存在或曾经有过传染源的地方进行消毒。按时间可分随时消毒、终末消毒。随时消毒是指及时杀灭并消除由污染源排出的病原微生物而进行的随时的消毒工作。终末消毒是指传染源住院隔离,痊愈或死亡后,对其原居地点进行的彻底消毒,以期将传染源所遗留的病原微生物彻底消灭。在医院中传染源停止隔离出院后,对物品及病房的消毒亦为终末消毒。

3.托育机构的消毒

(1)常用消毒法:机械消毒法、物理消毒法、化学消毒法、高温消毒法。

(2)托育机构常用的清洁消毒制品有:肥皂、洗衣粉、碱、84消毒液、漂白粉、次氯酸钠、过氧乙酸、臭氧水。

(3)托育机构的卫生消毒要求。[②]

①手卫生。托育机构老师和学生应加强手卫生,餐前便后需用流动水和洗

① 吴光煜.传染病护理学[M].3版.北京:北京大学医学出版社,2014.

② 孟亭含.婴幼儿卫生与保健[M].上海:同济大学出版社,2018.

手液清洁双手，洗手时间不低于20s。有条件可用含醇速干手消毒剂进行手消毒。

②室内空气。以自然通风为主，每日室内通风不少于2~3次，每次不少于30min；也可采用排风扇等机械通风措施。有条件的用循环风式空气消毒机，无人条件下也可用紫外线灯进行空气消毒，照射时间1h。

③物体表面。保持室内环境整洁。玩具、课桌、座椅、讲台、黑板等用清洁的湿抹布勤擦洗，保持清洁。放学后对上述表面用500mg/L的含氯消毒液或200mg/L的二氧化氯消毒剂进行喷洒、擦拭或浸泡消毒，时间应不少于30min，再用清水擦拭干净。

④地面、墙壁、门窗。消毒时按照先上后下、先左后右的顺序，依次进行喷雾消毒，喷雾消毒用500mg/L的含氯消毒液或200mg/L的二氧化氯消毒剂进行喷洒、擦拭或浸泡消毒，喷洒时喷湿即可。擦拭消毒时，用抹布或拖布蘸取上述消毒液后进行擦拭。作用时间应不低于30min，后用清水擦拭。

⑤餐（饮）具。餐（饮）具及时清除食物残渣后，煮沸消毒30min，用有效氯250mg/L~500mg/L含氯消毒液浸泡30min后，再用清水洗净。

⑥排泄物、分泌物、呕吐物等污染物。出现疑似病例或确诊病例后，如有血液、排泄物、分泌物、呕吐物等污染物时，少量污染物可用一次性吸水材料（如纱布、抹布等）蘸取5000mg/L~10000mg/L的含氯消毒液（或能达到高水平消毒的消毒湿巾）小心移除。大量污染物应使用含吸水成分的消毒粉或漂白粉完全覆盖，或用一次性吸水材料完全覆盖后用足量的5000mg/L~10000mg/L的含氯消毒液（或能达到高水平消毒的消毒湿巾）浇在吸水材料上，作用30min以上，小心清除干净。清除过程中避免接触污染物，清理的污染物按医疗废物集中处置。患者的排泄物、分泌物、呕吐物等应有专门容器收集，用含20000 mg/L含氯消毒剂，按污物与药比例1∶2浸泡消毒2h。清除污染物后，应对污染的环境物体表面进行消毒。盛放污染物的容器可用含有效氯5000mg/L的消毒剂溶液浸泡消毒作用30min，然后清洗干净。

三、婴幼儿托育机构传染病常用防控技术要求

依托中国疾病预防控制中心（CDC）下发的《托幼机构新冠肺炎疫情防控技术方案（第五版）》《托儿所幼儿园卫生保健规范》（以下简称《规范》）《托儿所幼儿园卫生保健管理办法》（以下简称《管理办法》）等指导性文件，婴幼儿托育机构要做到以下几点：

（1）按照《管理办法》要求，设立保健室或卫生室，其设置应当符合《规范》保健室设置基本要求。根据接收幼儿数量配备符合相关资质的卫生保健人员。

（2）新设立的托育机构，应当按照《规范》卫生评价的要求进行设计和建设，

招生前应当取得县级以上卫生行政部门指定的医疗卫生机构出具的符合《规范》的卫生评价报告。

（3）制订适合本园（所）的卫生保健工作制度和年度工作计划，定期检查各项卫生保健制度的落实情况。

（4）严格执行工作人员和儿童入园（所）定期健康检查制度。坚持晨午检及全日健康观察工作，卫生保健人员应深入各班巡视。做好儿童转园（所）健康管理工作。定期开展儿童生长发育监测和五官保健，儿童体检结果及时反馈给家长。

（5）加强园（所）的传染病预防控制工作。做好入园（所）儿童预防接种证的查验，配合有关部门按时完成各项预防接种工作。建立儿童传染病预防控制制度，做好晨午检，儿童缺勤要追查，因病缺勤要登记。明确传染病疫情报告人，发现传染病病人或疑似传染病病人要早报告、早治疗，相关班级要重点消毒管理。做好园（所）内环境卫生、各项日常卫生和消毒工作。

（6）加强园（所）的伤害预防控制工作，建立因伤害缺勤登记报告制度，及时发现安全隐患，做好园（所）内伤害干预和评估工作。

（7）根据各年龄段儿童的生理、心理特点，在卫生保健人员参与下制订合理的一日生活制度和体格锻炼计划，开展适合儿童年龄特点的保育工作和体格锻炼。

（8）严格执行食品安全工作要求，配备食堂从业、管理人员和食品安全监管人员，制订各岗位工作职责，上岗前应当参加食品安全法律法规和儿童营养等专业知识培训。做好儿童的膳食管理工作，为儿童提供符合营养要求的平衡膳食。

（9）卫生保健人员应当按时参加妇幼保健机构召开的工作例会，并接受相关业务培训与指导；定期对托幼机构内工作人员进行卫生保健知识的培训；积极开展传染病、常见病防治的健康教育，负责消毒隔离工作的检查指导，做好疾病的预防与管理。

（10）根据工作要求，完成各项卫生保健工作记录的填写，做好各种统计分析，并将数据按要求及时上报辖区内妇幼保健机构。

总之，托育机构工作人员需要落实多方责任、坚持联防联控、加强应急演练、做好物资储备、加强环境消毒。在日常工作中，加强饮食饮水卫生管理，严格执行食品进货查验记录制度，严控进货渠道，食品等原料从正规渠道采购，保证来源可追溯。依据婴幼儿生长发育特点，每日提供充足的新鲜果蔬和奶制品，适量的鱼、禽、肉、蛋类食物，保证食物种类多样，平衡营养膳食，合理安排作息，确保充足睡眠时间，提高机体免疫力。加强托育机构工作人员疫苗接种，做好监测预警。做好缺勤、早退、病假记录，发现因病缺勤的教职员工和婴幼儿须及时追访、登记和上报。进行晨午检时，工作人员应当佩戴口罩、帽子和一次性手套，并做好手卫生。加强活动室、睡眠室、盥洗室、食堂、办公室、医务室、卫生间等重点场所的管理和消毒，定时通风换气，定期对空调通风系统进行清洗消毒，增加水龙头、门把手、楼梯扶手、床围栏、玩具、娱乐设施、婴幼儿个人用品等高频接触物体表面的清洁消毒频次。做好垃圾分类收集，及时清运，并做好垃圾盛装容器的清洁消毒。门卫室设置快递专用区域，快递人员不入园，加强活动管理。教师、保育员等要相对固定，减少在不同群体间流动重叠。开展健康教育，通过多种形式面向教职员工、家长和婴幼儿开展诸如病毒感染性腹泻、肺结核、流感、麻疹、水痘、腮腺炎、手足口病、细菌性痢疾等传染病预防知识的宣传教育。

确保膳食营养卫生。教会婴幼儿正确的洗手方法，打喷嚏和咳嗽时用纸巾或肘臂遮挡口鼻，培养婴幼儿养成良好卫生习惯。根据婴幼儿年龄特点，安排内容和形式适宜的体格锻炼，保证每日2h以上的户外活动，3岁以上幼儿至少保证1h的中等强度身体活动。

任务评价

【学习评价】

主题	内容	优秀	良好	一般	较差	很差
学习态度	能准时参加全部课程，按时提交作业，及时查阅教师上传的学习材料	5	4	3	2	1
专业知识	掌握传染病的隔离消毒原则、熟悉传染病防护	5	4	3	2	1
研讨精神	积极参与讨论并能提出合理的分析和见解	5	4	3	2	1
团队协作	能很好地融入课堂小组讨论，共同推进学习进程	5	4	3	2	1
沟通交流	能够清晰准确地表达自己的观点，与他人交流时态度、语气恰当	5	4	3	2	1
人文素养	能够关注医学人文知识，树立职业精神	5	4	3	2	1
信息素养	会检索常见的医学专业文献数据库，主动阅读医学文献	5	4	3	2	1
实践应用	能准确识别出婴幼儿感觉器官常见疾病早期症状，并及早做出反应和处理	5	4	3	2	1
自我小结						

【企业评价】

评价维度	评价项目及标准	1	2	3	4	5	6	7
知识	掌握传染病的隔离、防护要求与措施							
技能	能具体情况具体分析，进行健康宣教，能对不同病种进行不同分类管理及照护							
情感	对婴幼儿有耐心、细心，具有团队协作意识							

任务小结

托育机构保教工作的主要任务是贯彻以预防为主、保教结合的工作方针，为婴幼儿创造良好的生活环境，预防控制传染病，降低常见传染病的发病率，培养健康的生活习惯，保障婴幼儿的身心健康。应严格规范隔离防护要求，防止病原体散播，及时进行消毒。我国主要按A系统分别隔离，包括呼吸道隔离，消化道隔离，接触隔离，昆虫隔离，血液、体液隔离，引流物、分泌物隔离，结核菌隔离，严密隔离。婴幼儿托育机构消毒要按照《托幼机构卫生保健工作规范》严格执行。

任务三
传染病的相关知识

任务描述

2020年1月新冠疫情在武汉急速扩散，人心惶惶，有这么一群白衣天使，他们是最美的逆行者，他们背起行囊，戴上护目镜，身穿防护服，坚定地投入一个无声的战场，到患者需要的地方去。关键时刻，他们逆行而上，从不退缩、无畏生死、砥砺前行、迎难而上！

工作表单

工作表单

请以小组为单位查阅资料：

1. 什么是职业暴露？

2. 如何预防和控制突发公共卫生事件？

学习支持

一、职业暴露

1. 职业暴露

医务人员职业暴露，是指医务人员在从事诊疗、护理活动过程中接触有毒、有害物质或传染病病原体，从而损害健康或危及生命的一类职业暴露。医务人员职业暴露，又分感染性职业暴露，放射性职业暴露，化学性（如消毒剂、某些化学药品）职业暴露，及其他职业暴露。

2. 职业暴露处理原则

（1）紧急局部处理。用肥皂水清洗被污染的皮肤，用生理盐水冲洗黏膜。如有伤口应轻轻挤压，尽可能挤出损伤处的血液，用肥皂水或清水清洗。

（2）受伤部位消毒。伤口应用消毒液（如75%的酒精、0.2%~0.5%的过氧乙酸、0.5%的碘伏等）浸泡或涂抹消毒，并包扎。被暴露的黏膜，应用生理盐水或清水冲洗干净。

(3)对暴露者的处理。暴露者应暂时脱离工作岗位,由专家对暴露级别进行评估,确定是否进行药物预防,如有必要,应于24小时内开始服药并坚持完成整个过程。原则上,用药越早越好,并采用联合疗法(二种或三种药物)。

暴露者应于暴露后0周、6周、12周、6月进行血液检测。

3.报告和记录

立即向单位负责人和当地疾病控制中心报告。

二、职业防护

医务工作者在医疗、护理等临床工作中对带人类获得性免疫缺陷病毒等传染病病原体的血液、体液、分泌物或器械等有所规避。

三、常用防护用品及防护用品穿脱顺序

1.防护用品

为有效防止职业暴露,防护人员使用的防护用品应符合国家的有关标准。

(1)防护服:一次性使用的防护服应符合《医用一次性防护服技术要求》GB19082—2009。

(2)防护口罩:应符合《医用防护口罩技术要求》GB19083—2010。

(3)防护眼镜:视野宽阔,透亮度好,有较好的防溅性能,弹力带佩戴。

(4)手套:医用一次性乳胶手套或橡胶手套。

(5)鞋套:应为防水、防污染鞋套。

(6)医用工作服。

2.防护用品穿脱顺序

(1)穿戴防护用品顺序。

步骤1:洗手(七步洗手法)。

步骤2:戴口罩。

步骤3:戴帽子,注意双手不接触面部。

步骤4:穿防护服。

步骤5:戴上防护眼镜,注意双手不接触面部。

步骤6:穿上鞋套或胶鞋。

步骤7:戴上手套,将手套套在防护服袖口外面。

(2)脱掉防护用品顺序。

步骤1:摘下防护镜,放入消毒液中。

步骤2:脱掉防护服,将反面朝外,放入黄色塑料袋中。

步骤3:摘掉手套,一次性手套应将反面朝外,放入黄色塑料袋中,橡胶手套放入消毒液中。

步骤4:将手指反掏进帽子,将帽子轻轻摘掉,反面朝外,放入黄色塑料袋中。

步骤5：脱下鞋套或胶鞋，将鞋套反面朝外，放入黄色塑料袋中，将胶鞋放入消毒液中。

步骤6：摘口罩，放入黄色塑料袋中，注意双手不接触面部。

四、手卫生（洗手、卫生手消毒、外科手消毒）①

手卫生是洗手、卫生手消毒和外科手消毒的总称。手卫生是在医护人员工作中防止交叉感染采取的措施，是医院感染控制的重要手段之一。通过手卫生，能有效降低医院感染率。

1.洗手

用肥皂或皂液和流动的水洗手，去除手部表面皮肤污垢、碎屑和部分致病菌的过程。

2.卫生手消毒

医务人员用速干手消毒剂揉搓双手，用以减少手部暂居菌的过程。

3.外科手消毒

在外科手术前医务人员用肥皂或皂液和流动水洗手，再用手消毒剂清除或杀灭手部暂居菌和减少常居菌的过程。

外科手消毒应遵循以下原则：不同患者手术之间、手套破损或手被污染时，应重新进行外科手消毒。

手卫生合格的判断标准：

（1）卫生手消毒，监测的细菌菌落总数应≤10 CFU/cm^2。

（2）外科手消毒，监测的细菌菌落总数应≤5 CFU/cm^2。

五、托育机构传染病的预防和应对措施

1.目标

（1）普及托育机构应对突发公共卫生事件的防治知识，提高保育工作人员的防护意识。

（2）规范突发公共卫生事件的检测报告，建立完善托育机构传染病防控与报告制度并严格执行。早发现、早报告、早隔离、早治疗。

（3）提高托育机构应急处理机制，确保突发公共卫生事件不发生或蔓延。

2.原则

（1）预防为主，提高长期预警能力。

健康检查、预防接种，加强日常监测，一旦发现病例，及时采取有效的预防与控制措施，迅速切断传播途径，控制疫情的传播和蔓延。根据《全国突发公共卫生事件应急预案》进行常规预防与应急演练，严格要求，提高应急能力。

① 许琼华.幼儿生活护理与保健实务[M].北京：中国人民大学出版社，2020.

(2)统一规范管理、权责分明。

严格执行国家法律法规,对违法行为,依法追究责任。

3.后勤保障

强化人力、物力、财力储备,加强婴幼儿传染病演练,增强应急处理能力,一旦发生突发事件,快速反应,及时正确处置。

4.托育机构的传染病应对措施

(1)托育机构如有传染病发生,必须立即向园长室报告,再向疾控中心、教育局安全办报告。

(2)报告内容:疑似传染病名称、发生时间、地点、人数、传染病控制情况以及报告人、报告单位。托育机构就事故现场的情况变化做补充报告。

(3)现场应急处置,根据传染病类型,开展处置工作,了解情况,采取相应措施。

(4)确定由保健老师组织调查,保留原始资料(现场原始照片、文字等记录,保护现场或保留物样),不擅自为事故定性。

(5)根据情况,立即联系婴幼儿家长,接回家隔离医治,有效控制疫情。

(6)召开全体教师会议,通报事件情况,稳定人心。做好托育机构秩序的稳定工作。

(7)通知班级家长,通报事件经过,稳定家长情绪,做好传染病防治的宣传工作,增强家长卫生防疫意识和自我保护能力。

(8)家园合作,彻底全面做好环境消毒工作。晨检发现有状况的婴幼儿不能入园,生病返校的婴幼儿需要医院开具健康证明,符合当时防疫政策要求方可入园。

做到"六早":早预防、早发现、早报告、早隔离、早诊断、早治疗。

把好"三关":入园体检关、晨午检关、消毒隔离检疫关。

抓好"三环节":控制传染源、切断传播途径、保护易感人群。

任务评价

【学习评价】

主题	内容	优秀	良好	一般	较差	很差
学习态度	能准时参加全部课程,按时提交作业,及时查阅教师上传的学习材料	5	4	3	2	1
专业知识	掌握传染病职业暴露和职业防护的相关知识	5	4	3	2	1
研讨精神	积极参与讨论,对其他人的发言能提出合理的分析和见解	5	4	3	2	1

续表

主题	内容	优秀	良好	一般	较差	很差
团队协作	能很好地融入课堂小组讨论，共同推进学习进程	5	4	3	2	1
沟通交流	能够清晰准确地表达自己的观点，与他人交流时态度、语气恰当	5	4	3	2	1
人文素养	能够关注医学人文知识，有意识地树立职业精神	5	4	3	2	1
信息素养	会检索常见的医学专业文献数据库，主动阅读医学文献	5	4	3	2	1
实践应用	如果托育机构需要你做传染病预防宣传资料，如何做	5	4	3	2	1
自我小结						

【企业评价】

评价维度	评价项目及标准	1	2	3	4	5	6	7
知识	掌握传染病职业暴露和职业防护的相关知识							
技能	能正确严格掌握相关隔离防护操作							
情感	对婴幼儿有耐心、细心，具有吃苦耐劳、严谨求实的职业素养							

任务小结

有效地预防传染病的流行，关键在于控制传染源、切断传播途径、保护易感人群。切实养成良好卫生习惯，提高自我防护能力。平时加强体育锻炼，增强自身的抵抗力。按规定进行预防接种，提高免疫水平。搞好食品卫生，做好个人卫生和消毒工作。开展卫生运动，整治环境卫生，消灭传播疾病的蚊、蝇、鼠、蟑螂等害虫。做到勤洗手、喝开水、吃熟食、勤通风、晒衣被，接触过传染源的用品及居室均应严格消毒。提高应对突发公共卫生事件的能力，织紧织密“防护网”、筑牢筑实“隔离墙”，把功夫下在平时，抓好托育机构的传染病防控措施，才能切实维护婴幼儿生命安全和身体健康。

推荐阅读

1. 孟亨含. 婴幼儿卫生与保健[M]. 上海：同济大学出版社，2018.
2. 吴光煜. 传染病护理学[M]. 3版. 北京：北京大学医学出版社，2014.
3. 李兰娟，任红. 传染病学[M]. 9版. 北京：人民卫生出版社，2018.

项目二

传染病常见症状及其照护

项目目标

1.掌握婴幼儿感染性腹泻、血尿、惊厥的临床表现和主要感染性病因,治疗、照护方法。

2.能识别发热、皮肤黏膜出血、咳嗽、血尿、惊厥常见伴随表现、熟悉治疗原则,尤其是能识别婴幼儿惊厥的伴随表现。

3.了解发热的机制、热型、分类;皮肤黏膜出血发病机制;咳嗽的机制、分类;感染性腹泻的机制、分型;血尿的发生机制、部位、分类;惊厥的机制、分类。

4.能综合运用各种方法评估婴幼儿发热、皮肤黏膜出血、咳嗽、血尿、惊厥症状;熟练制订照护方案并开展针对性指导。

5.以促进婴幼儿健康成长为根本,在婴幼儿照护中,关心爱护婴幼儿,具有认真负责、科学严谨的态度。

学习重难点

学习重点:掌握婴幼儿发热、皮肤黏膜出血、咳嗽、感染性腹泻、血尿、惊厥对机体的影响、临床表现、常见病因及伴随变现。

学习难点:能运用相关知识指导日常生活中对有发热、皮肤黏膜出血、咳嗽、感染性腹泻、血尿、惊厥等症状的婴幼儿的照护。

思维导图

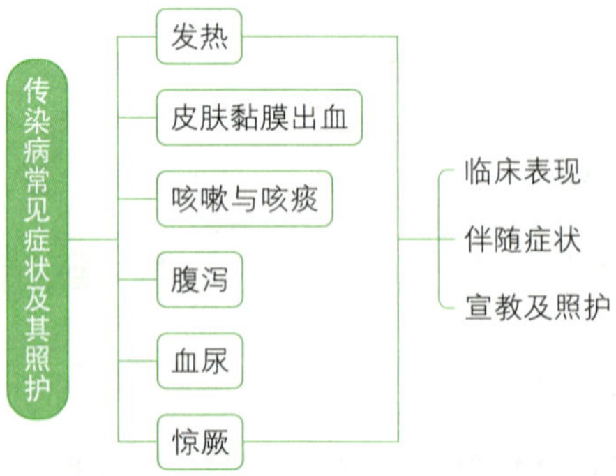

案例导入

患儿，女，2岁3个月，1天前不明显诱因发热，为阵阵发热，最高达39℃，发热退后精神良好，数小时后又发热。可采取哪些降温措施？同时还要观察哪些其他伴随症状？

任务一

发热

任务描述

发热是婴幼儿患病最常见的症状之一，也是3岁以内婴幼儿传染病的常见表现，常常是传染病的首发表现。由于婴幼儿传染病多起病急、进展快，部分预后较差。所以早期发现发热，对于婴幼儿传染病的早期诊断、早期隔离、早期治疗、改善预后有重要意义。

工作表单

工作表单1

材料学习

正常体温的调节	在正常情况下，下丘脑的体温调节中枢将调定点设定在37℃，使体温维持正常。 细胞代谢增加、肌肉活动、哭闹、寒战等可使机体产热增加；皮肤血管收缩，有意识地增加衣被可使机体散热减少；末梢血管扩张、出汗、降低环境温度、增加对流均可使机体散热增加。
感染性发热的机制	外源性致热原。种类甚多，主要包括：①各种微生物病原体及其产物，如细菌、病毒、真菌及细菌毒素等；②炎性渗出物及无菌性坏死组织；③抗原抗体复合物。 内源性致热原。如机体产生的一些炎症因子白介素，通过血—脑脊液屏障直接作用于体温调节中枢的体温调定点，使调定点上升，体温调节中枢必须发出冲动对体温加以重新调节，使代谢增加或通过运动神经使骨骼肌阵缩（临床表现为寒战），使产热增多。还可通过交感神经使皮肤血管及竖毛肌收缩，停止排汗，散热减少。这一综合调节作用使产热大于散热，体温升高引起发热。
发热对机体的影响	发热时人体免疫功能增强，可增强白细胞的动力及活性，刺激干扰素的产生及激活T淋巴细胞的功能；发热可使一些病原体生长受抑，均有利于清除病原体，促进疾病好转。 发热，尤其是高热时，也会给机体带来一定危害，如高热惊厥，发热使氧消耗增加，对本已缺氧者可加重组织缺氧；发热时心搏出量增加，可使心脏病或贫血患者加重心脏负担引起心力衰竭；高热可增高颅内压等。因此，对每一位具体患儿应做具体分析，必要时给予对症治疗。

病原体是怎样引起机体发热的？

工作表单2

材料学习：婴幼儿发热病因

在新生儿期、1~3个月、4~36个月婴幼儿发热病因各有不同：

1.新生儿期。由于免疫系统不成熟，临床很难鉴别是细菌或病毒感染，包括原因不明的脑膜炎、肺炎、骨髓炎、败血症、肠炎、泌尿系感染，也可有环境因素所致的晚发细菌感染（B组链球菌、大肠杆菌、李斯特单孢菌）等。新生儿发热无阳性体征者均应住院治疗。（包裹过多捂热可致假性发热，打开衣被15~30分钟后体温正常不属发热）

2.1~3个月。多考虑病毒感染，可有明显季节性，呼吸道合胞病毒和A型流感病毒感染多见于冬季，肠道病毒感染常见于夏秋季。重症细菌感染有李斯特单孢菌、沙门菌、大肠杆菌、脑膜炎双球菌、肺炎球菌、金黄色葡萄球菌、B组链球菌等感染。常见细菌感染疾病有中耳炎、肺炎、脐炎、皮肤和皮下软组织感染、脑膜炎等。

3.4~36个月。约1/3患儿可无局部感染体征，多数发热可由病毒感染引起，重症细菌感染的病原菌与1~3个月相同。败血症多由肺炎球菌、脑膜炎球菌、沙门菌、流感杆菌等所致。也可见局部感染，如脑膜炎、肺炎、蜂窝织炎、心包炎、骨髓炎或化脓性关节炎。4~36个月婴幼儿有局部体征的细菌局部感染主要有：中耳炎、鼻窦炎、肺炎、肠炎、泌尿道感染、骨髓炎及脑膜炎等。

婴幼儿发热的常见病因有哪些？

学习支持

一、发热的临床表现

1.发热的分度

以口腔温度为标准，可将发热分为以下几类：

（1）低热：37.3℃~38℃。

（2）中等度热：38.1℃~39℃。

（3）高热：39.1℃~41℃。

（4）超高热：41℃以上。

2.发热的临床过程及特点

发热的临床过程一般分为以下三个阶段：

(1)体温上升期:体温上升期常有疲乏、肌肉酸痛、皮肤苍白、畏寒或寒战等临床表现。

(2)高热期:体温上升达高峰之后,保持一定时间,寒战消失,皮肤发红并有灼热感,呼吸加快变深,开始出汗并逐渐增多。产热与散热在较高水平保持相对平衡。

(3)体温下降期:体温中枢体温调定点逐渐降至正常水平,产热相对减少,散热大于产热,体温降至正常。此期表现为出汗多,皮肤潮湿。

二、伴随症状

1.伴寒战

见于细菌性感染(细菌性肺炎、败血症、流行性脑脊髓膜炎等)、疟疾、钩端螺旋体病等。

2.伴结膜充血

见于麻疹、流行性出血热、斑疹伤寒、钩端螺旋体病等。

3.伴淋巴结肿大

见于传染性单核细胞增多症、风疹、淋巴结结核、局灶性化脓性感染等。

4.伴肝脾肿大

见于传染性单核细胞增多症、病毒性肝炎、肝及胆道感染、布鲁菌病、疟疾、黑热病、急性血吸虫病等。

5.伴出血

发热伴皮肤黏膜出血,可见于重症感染及某些急性传染病,如流行性出血热、病毒性肝炎、斑疹伤寒、败血症等。

6.伴关节肿痛

见于败血症、猩红热、布鲁菌病等。

7.伴皮疹

见于麻疹、猩红热、风疹、水痘、传染性单核细胞增多症、斑疹伤寒等。

8.伴昏迷

先发热后昏迷者见于流行性乙型脑炎、斑疹伤寒、流行性脑脊髓膜炎、中毒性细菌性痢疾等。

三、宣传教育及照护

1.降温退热

(1)合理采用物理降温,常用以下方法:

①冰袋降温法。将冰袋置于头部、颈部、腹股沟等大血管浅表处。

②头部冷湿敷。将毛巾以冷水或冰水浸湿后拧至半干(以不滴水为宜),敷于头部。

③温水擦浴法。温水擦浴可使患儿感到舒适而易于接受，水温以35℃~40℃为宜。以头颈部、腋窝、前胸及大腿根部等大血管走行处为主进行全身擦拭，半小时复测体温，体温降至38.5℃以下，可停止擦浴。对于儿童尤其是婴幼儿，不推荐酒精擦浴，以避免酒精吸收而致中毒。

(2)退热剂。温度较高者(一般体温≥38.5℃)，可适当给予退热药，目前可用药物为布洛芬或对乙酰氨基酚，口服制剂或纳肛栓剂。新生儿一般不用退热剂。

注意：降温过程中，密切观察体温变化，注意患儿有无异常兴奋表现，防止惊厥发生。同时观察患儿有无体温骤降现象，如大汗淋漓、面色苍白、四肢厥冷等虚脱现象，如有及早进行干预。

2.补充营养和水分

高热时，机体的代谢加快，营养消耗量增加，导致机体消瘦、衰弱和营养不良。同时水分大量丧失。因此，发热患儿须补充足够的水分和营养。

根据病情给予易消化的流食或半流食。保证水分摄入充足，既有利于毒素的排泄，又可达到降温的目的。

3.口腔护理

口腔护理能减少口腔干燥、感染和溃疡，增进舒适感，促进患儿食欲。高热患儿常用的口腔护理液有生理盐水和1%~4%碳酸氢钠溶液。口腔护理常在进食1小时后进行，以避免引起呕吐所致的呛咳。口腔护理时所用棉球不应过湿，以防止患儿因多余水分造成误吸。同时评估患儿乳牙生长情况，避免因牙齿的松动发生口腔护理所致牙齿脱落至气管的意外。

4.皮肤护理，保持清洁

退热过程中，要及时擦干患儿汗液，更换衣被，保持皮肤清洁干燥。给患儿勤洗手、洗脚，清洗外阴及肛门，以防止出现继发性感染。

5.注意大小便通畅

发热患儿往往大便干燥，小便次数及量均减少，注意给患儿多饮水和进食适量粗纤维食物，必要时使用开塞露通便。保持大小便通畅，有利于降温。

6.提高患儿的舒适度

保证患儿有足够的休息时间，保持室内空气清新，室内保持一定湿度，使其维持在60%左右，可改善血液循环。

任务评价

【学习评价】

主题	内容	优秀	良好	一般	较差	很差
学习态度	能准时参加全部课程，按时提交作业，及时查阅教师上传的学习材料	5	4	3	2	1
专业知识	掌握发热的临床表现、症状、照护要点	5	4	3	2	1
研讨精神	积极参与讨论，对其他人的发言能提出合理的分析和见解	5	4	3	2	1
团队协作	能很好地融入课堂小组讨论，共同推进学习进程	5	4	3	2	1
沟通交流	能够清晰准确地表达自己的观点，与他人交流时态度、语气恰当	5	4	3	2	1
人文素养	能够关注医学人文知识，有意识地树立职业精神	5	4	3	2	1
信息素养	会检索常见的医学专业文献数据库，主动阅读医学文献	5	4	3	2	1
实践应用	能鉴别婴幼儿是否有发热，判断其热度及伴随症状，掌握对发热婴幼儿的照护方法	5	4	3	2	1
自我小结						

【企业评价】

评价维度	评价项目及标准	1	2	3	4	5	6	7
知识	能够判断发热的热度，知道婴幼儿发热的常见病因，能够对发热婴幼儿进行照护							
技能	能正确进行发热的健康宣教，能对发热者进行分类管理及相关照护							
情感	对婴幼儿有耐心、细心，具有团队协作意识							

任务小结

根据发热的程度，发热分为低热、中度发热、高热及超高热。发热的临床过程分为体温上升期、高热期及体温下降期。发热可伴随寒战、结膜充血、淋巴结肿大、肝脾肿大、出血、关节肿痛、皮疹、昏迷等症状。婴幼儿发热病原在新生儿期、1~3个月、4~36个月各有所不同。新生儿期由于免疫系统不成熟，临床很难鉴别是细菌或病毒感染，因此发热均应住院治疗。1月~3岁，病毒感染较多见，可有明显季节性，但细菌可致重症感染。

婴幼儿发热的照护包括降温退热、补充营养和水分、口腔护理、皮肤护理、大小便护理，提高患儿的舒适度等。降温退热包括物理降温及退热药退热。物理降温常用冰袋降温法、头部冷湿敷及温水擦浴法（不推荐酒精擦浴）；退热剂多用于温度较高者（一般体温≥38.5℃），药物有布洛芬或对乙酰氨基酚，口服制剂或纳肛栓剂，新生儿一般不用退热剂。在降温过程中，密切观察体温变化，注意患儿有无异常兴奋表现，以防发生惊厥。同时观察患儿有无体温骤降的现象，如大汗淋漓、面色苍白、四肢厥冷等虚脱现象，及早进行干预。同时密切观察伴随症状、病情进展情况。

任务二

皮肤黏膜出血

任务描述

皮肤黏膜出血是由机体止血或凝血功能障碍所引起，通常以全身性或局限性皮肤黏膜自发性出血或损伤后难以止血为临床特征，是婴幼儿传染病严重表现之一。

工作表单

工作表单 1

小组讨论

人体血管受到损伤时，血液可自血管外流或渗出。此时，机体将通过一系列反应使出血停止(止血)。止血过程有多种机制参与，并包含一系列复杂的生化反应。因止血机制异常而引起，以自发性出血或血管损伤后出血不止为特征的疾病称为出血性疾病。

皮肤黏膜出血与血管遭受意外、手术或溃疡等引起的出血一样吗?

工作表单 2

材料学习

1. 正常的止血机制

血管机制：血管受损时人体对出血最早的生理性反应是局部血管发生收缩，管腔变窄，破损伤口缩小或闭合。血管收缩通过神经反射及多种介质调控完成。此过程持续15~30秒。

血小板机制：血管受损时，血小板通过纤维蛋白原互相联结而聚集；聚集后的血小板变形、活化、分泌或释放一系列活性物质，形成血小板血栓，机械性修复受损血管；参与凝血反应。

凝血机制：血管内皮损伤，启动外源及内源性凝血机制。凝血是无活性凝血因子被有序地逐级放大激活，转变为有蛋白降解活性之凝血因子的系列性酶反应过程，经过一系列酶反应，形成纤维蛋白血栓。血栓填塞于血管破损部位，使出血停止。

2. 抗凝与纤维蛋白溶解机制

除止血之外，人体还存在完善的抗凝及纤维蛋白溶解（简称纤溶）机制。体内凝血与抗凝、纤维蛋白形成与纤溶维持着动态平衡，以保持血流的通畅。

正常情况下，人体的止血机制有哪些？

工作表单3

材料学习：病因与发生机制

皮肤黏膜出血的基本病因有三个因素，即血管壁功能异常、血小板异常及凝血功能障碍。

1. 血管壁功能异常

当毛细血管壁存在先天性缺陷或受损伤时不能正常地收缩发挥止血作用，而致皮肤黏膜出血。

2. 血小板异常

当血小板数量或功能异常时，均可引起皮肤黏膜出血。

3. 凝血功能障碍

凝血过程较复杂，有许多凝血因子参与，任何一个凝血因子缺乏或功能不足均可引起凝血障碍，导致皮肤黏膜出血。肝衰竭时，因凝血因子合成减少会致凝血功能障碍。

传染病导致的皮肤黏膜出血常常为多因素参与。

感染时，皮肤黏膜出血的机制有哪些？

学习支持

一、临床表现

皮肤黏膜出血表现为血液淤积于皮肤或黏膜下，形成红色或暗红色斑，压之不褪色，视出血面积大小可分为瘀点（亦称出血点，直径不超过2mm）、紫癜（直径3~5mm）和瘀斑（直径大于5mm）。

1. 血小板减少出血

其所致出血特点为同时有瘀点、紫癜、瘀斑、鼻出血、齿龈出血、血尿及黑便等，严重者可导致脑出血。

2. 血管壁功能异常

其所致出血特点为皮肤黏膜有瘀点、瘀斑。

3. 凝血功能障碍

可表现为皮肤黏膜出血，也可为内脏、肌肉出血或软组织血肿。

二、伴随症状

（1）急性发热，伴头痛、呕吐，或有脑膜刺激征，发病后数小时至1天内出现瘀点、瘀斑，为流行性脑脊髓膜炎，为婴幼儿危重传染病。

（2）水痘的皮疹为斑疹、丘疹、疱疹及结痂同时存在，免疫功能低下的患儿（肿瘤患儿、免疫抑制剂使用者等），可发生出血性水痘、皮疹、黏膜疹，疱液中为血性，可出现内脏出血，预后较差。此类病为病毒抑制骨髓致血小板减少所致。

（3）紫癜伴有广泛性出血，如鼻出血、牙龈出血、血尿、黑便等，见于重症感染引起的血小板减少、弥散性血管内凝血（DIC）等。紫癜伴有黄疸见于肝衰竭。

三、宣传教育及照护

婴幼儿皮肤黏膜出血紧急处理基本原则　迅速止血、补充失血、防止休克及昏迷的发生，查出病因，针对病因确定治疗方案。应注意避免使用影响血小板功能、抗凝剂和溶血栓的药物，避免外伤、感染等。根据不同病因采用不同的治疗手段。

1. 病因治疗

对于细菌感染所致的皮肤、黏膜出血（如流行性脑脊髓膜炎等）需尽早采用抗菌药物治疗。出血性水痘，可用阿昔洛韦、静脉丙种球蛋白。

2. 照护

（1）休息及饮食。增加卧床休息时间，防止身体受外伤，避免情绪激动。鼓励进食高蛋白、高维生素流质或半流质食物，禁食过硬、粗糙的食物。保持大便通畅，大便时不可过于用力，必要时使用开塞露辅助排便。出血严重者应卧床休息。

(2)皮肤出血的预防及护理。保持床单平整,勤剪指甲,防止伤及皮肤黏膜。尽量避免人为创伤,必须注射或穿刺时应快速、准确,拔针后局部按压时间应适当延长,并观察有无渗血。穿刺部位交替使用。

(3)鼻出血的预防及护理。室内保持一定的湿度,以防鼻黏膜干燥而引起出血。鼻黏膜干燥时,可使用复方薄荷油滴鼻。勿挖鼻或用力压鼻,以防鼻部外伤。少量出血时,可适力局部压迫,出血较多时,则需鼻腔填塞。若双侧鼻腔填塞者,口腔护理需加强。

(4)口腔、牙龈出血的预防及护理。饮食为流质、半流质或软食,清淡、少渣或无渣,避免食用油炸食品、质硬蔬菜或水果,保持口腔清洁。牙龈渗血时,可用肾上腺素棉球贴敷牙龈,及时清除口腔内陈旧血块,预防感染。

任务评价

【学习评价】

主题	内容	优秀	良好	一般	较差	很差
学习态度	能准时参加全部课程,按时提交作业,及时查阅教师上传的学习材料	5	4	3	2	1
专业知识	掌握婴幼儿皮肤黏膜出血的表现、伴随症状,及婴幼儿皮肤黏膜出血照护要点	5	4	3	2	1
研讨精神	积极参与讨论,对其他人的发言能提出合理的分析和见解	5	4	3	2	1
团队协作	能很好地融入课堂小组讨论,共同推进学习进程	5	4	3	2	1
沟通交流	能够清晰准确地表达自己的观点,与他人交流时态度、语气恰当	5	4	3	2	1
人文素养	能够关注医学人文知识,有意识地树立职业精神	5	4	3	2	1
信息素养	会检索常见的医学专业文献数据库,主动阅读医学文献	5	4	3	2	1
实践应用	能对皮肤黏膜出血的表现进行识别,并进行照护	5	4	3	2	1
自我小结						

【企业评价】

评价维度	评价项目及标准	1	2	3	4	5	6	7
知识	识别婴幼儿传染病皮肤黏膜出血及伴随症状,可能的病原,对皮肤黏膜出血婴幼儿进行照护							
技能	能正确进行皮肤黏膜出血健康宣教,能对皮肤黏膜出血者进行相关照护							
情感	对婴幼儿有耐心、细心,具有团队协作意识							

任务小结

皮肤黏膜出血是由于机体止血或凝血功能障碍所引起,通常以全身性或局限性皮肤黏膜自发性出血或损伤后难以止血为临床特征,是婴幼儿传染病严重表现之一;表现为瘀点、紫癜和瘀斑。

在婴幼儿照护方面,应增加卧床休息,饮食为高蛋白、高维生素流质、半流质或软食。预防伤及皮肤黏膜而致出血,尽量避免人为创伤。预防鼻出血,口腔及牙龈出血。做好口腔护理,预防感染。

任务三

咳嗽与咳痰

任务描述

咳嗽与咳痰是婴幼儿呼吸道传染病临床最常见的症状之一。尤其对于麻疹、百日咳等，咳嗽、咳痰为主要临床表现，麻疹目前发病率低，但百日咳近年来发病率明显升高，尤其在婴儿重病时。呼吸道合胞病毒、腺病毒、流感病毒、副流感病毒等有较强的传染性，为婴幼儿呼吸道感染的重要病原体。

工作表单

工作表单1

小组讨论

咳嗽是一种机体反射性防御机制，通过咳嗽可以清除呼吸道内分泌物或异物。咳嗽也有不利的一面，如咳嗽可使呼吸道感染扩散，剧烈咳嗽可诱发咯血及自发性气胸等，频繁的咳嗽影响休息、营养摄入。痰液是气管、支气管的分泌物或肺泡内的渗出液，借助咳嗽将其排出被称为咳痰。

咳嗽对机体有什么影响？

工作表单2

材料学习

1. 呼吸系统疾病与咳嗽

鼻咽部至小支气管整个呼吸道黏膜受到刺激时，均可引起咳嗽。如肺泡内有分泌物、渗出物或漏出物等进入小支气管即可引起咳嗽和咳痰。呼吸道感染是引起咳嗽、咳痰最常见的原因。肺部细菌、真菌、病毒、支原体或寄生虫感染以及肺部肿瘤也会引起咳嗽和(或)咳痰。

2. 胸膜疾病与咳嗽

各种原因所致的胸膜炎、自发性气胸或胸腔穿刺等均可引起咳嗽。

3.心血管疾病与咳嗽

各种原因所致左心衰竭引起肺淤血或肺水肿时,可引起咳嗽和咳痰。

4.其他因素所致慢性咳嗽

如胃食管反流所致咳嗽、习惯性及心理性咳嗽等。

哪个系统的病变是咳嗽最常见的原因？为什么？

工作表单3

材料学习

1.咳嗽发生机制

咳嗽是由于咳嗽中枢受刺激引起的。自耳、鼻、咽、喉、支气管、胸膜等感受区的刺激,通过感觉神经传入咳嗽中枢,该中枢再将冲动经运动神经传出,引起咽肌、膈肌和其他呼吸肌运动而引起咳嗽动作;主要表现为深吸气后,声门关闭,其后突然剧烈呼气,气体冲出狭窄的声门裂隙产生咳嗽动作和发出声音。

咳痰是一种病理症状。当发生呼吸道炎症时,黏膜出现充血、水肿,毛细血管壁通透性增加,浆液渗出,炎性分泌物增多。炎性分泌物与黏液、吸入的尘埃和某些组织破坏物等混合而成痰,随咳嗽动作排出。

2.婴幼儿呼吸道解剖、生理及免疫特点

呼吸道疾病包括上、下呼吸道的感染性疾病、变态反应性疾病、先天性畸形、胸膜疾病等。其中以急性呼吸道感染最为常见,在住院患儿中,各系统疾病以呼吸道感染为多,绝大部分为肺炎。婴幼儿易患呼吸道疾病,与其呼吸系统的解剖、生理、免疫特点密切相关。

(1)解剖特点。

①上呼吸道:婴幼儿鼻腔相对短小,鼻道窄,无鼻毛,鼻黏膜柔嫩,血管丰富。鼻窦小,鼻窦口相对大,故急性鼻炎常累及鼻窦致鼻窦炎。婴幼儿鼻泪管较短,咽鼓管宽、直而短,并呈水平位,故鼻咽炎易致结膜炎及中耳炎。婴幼儿喉腔较窄,声门狭小,喉软骨柔软,黏膜柔嫩且血管及淋巴组织丰富,故轻微喉部炎症即可引起喉头狭窄致喉梗阻。

②下呼吸道:

A.气管、支气管:婴幼儿的气管、支气管较短、狭窄,黏膜柔嫩,血管丰富,气道软骨柔软,令气道表面纤毛运动较差而致清除能力差。故婴幼儿容易发生呼吸道感染，感染后易充血、水肿，分泌物增多，可致呼吸道阻塞。

B.肺：婴幼儿肺泡小、数量少，血管丰富，故肺组织含血量多而气量相对少，易发生感染。

C.胸廓：婴幼儿胸廓短，前后径相对较长，形状呈桶状；肋骨水平位，膈肌位较高，胸腔较小而肺相对较大；呼吸肌功能不成熟，故在呼吸时，肺的扩张受限，通气与换气不充分，故当肺部病变时，容易出现呼吸困难。

（2）生理特点。

①呼吸频率与节律：婴幼儿呼吸频率快，年龄越小，频率越快。新生儿40~44次/分，1岁以下30次/分，1~3岁24次/分，3~7岁22次/分，7~18岁16~20次/分。婴幼儿由于呼吸中枢发育不完善，调节能力差，易出现呼吸节律不整、间歇、暂停等现象，尤以早产儿、新生儿明显。

②呼吸类型：婴幼儿胸廓的活动范围小，呼吸肌发育不全，呼吸肌肌力弱，容易疲劳，故易发生呼吸衰竭。

（3）免疫特点。

婴幼儿的免疫系统功能发育不成熟。呼吸道的非特异性免疫和特异性免疫功能也不成熟。如咳嗽反射及纤毛运动功能不成熟，难以有效清除吸入呼吸道的尘埃和异物颗粒。婴幼儿肺泡吞噬细胞功能不完善，淋巴细胞功能低下，局部免疫球蛋白较低，故易患呼吸道感染。

婴幼儿为什么易发生呼吸道感染？

学习支持

一、临床表现

1.咳嗽的性质

咳嗽无痰或痰量极少，称为干性咳嗽。干性咳嗽或刺激性咳嗽常见于急性或慢性咽喉炎、急性支气管炎初期等。咳嗽有痰称为湿性咳嗽，常见于支气管炎、支气管扩张、肺炎等。

2.咳嗽的音色

咳嗽声音的特点如下：

（1）声音嘶哑伴犬吠样咳嗽：多为喉炎所致。

（2）痉挛性咳嗽：表现为连续阵发性剧咳伴有鸡鸣样吸气回声，多见于百日咳。

3. 痰的性状

可分为黏液性、浆液性、脓性和血性等。黏液性痰多见于急性支气管炎、支气管哮喘初期，也可见于慢性支气管炎、肺结核等。浆液性痰常见于肺水肿等。脓性痰常见于化脓性细菌所致下呼吸道感染，如肺炎、支气管扩张、肺脓肿等。血性痰是由于呼吸道黏膜受侵害、损害毛细血管或血液渗入肺泡所致。

二、伴随症状

1. 伴发热

常见于急性上、下呼吸道感染、肺结核、胸膜炎等。

2. 伴呼吸困难

见于喉梗阻、重症肺炎、肺结核、胸腔积液、气胸、肺淤血、肺水肿、气管或支气管异物等。

3. 伴皮疹

红色斑丘疹见于麻疹、风疹等。

4. 伴结膜炎

见于麻疹、腺病毒感染等。

5. 伴咯血

见于支气管扩张、肺结核、肺脓肿等。

6. 伴脓痰

见于支气管扩张、肺脓肿、肺囊肿合并感染等。

7. 伴吼喘及肺部哮鸣音

见于毛细支气管炎、支气管异物、支气管哮喘等。

三、宣传教育及照护

1. 明确病因，评估病情

根据临床表现明确是呼吸系统疾病还是其他系统疾病；病变的部位是上呼吸道还是下呼吸道；是感染性、异物还是其他非感染性。

婴幼儿易感染的呼吸道病原中，首位为病毒（包括呼吸道合胞病毒、鼻病毒、流感病毒、副流感病毒、腺病毒、冠状病毒、肠道病毒、麻疹病毒、风疹病毒等），其次为细菌（包括肺炎链球菌、流感嗜血杆菌、溶血性链球菌、金黄色葡萄球菌、卡他莫拉菌等），另有支原体、衣原体、真菌等。

上呼吸道炎症的呼吸道表现为鼻塞、流涕、喷嚏、干咳、咽部不适、咽痛等。急性喉炎多见于婴幼儿，表现为犬吠样咳嗽、声嘶、吸气性喉鸣音、三凹征，严重者喉梗阻，甚至窒息。急性支气管炎常继发于上呼吸道感染，某些急性呼吸道传染病（麻疹、百日咳等）的呼吸道表现也为急性支气管炎。初为干咳，后有痰，肺部有中粗湿啰音、痰鸣音。毛细支气管炎常见于婴幼儿（尤其是1~3月龄），表现为咳嗽、喘息、三凹征，肺部闻及哮鸣音，严重者呼吸衰竭。婴幼儿支气管肺炎常见，表现为发热、咳嗽、气急、发绀、肺部细湿啰音，重者呼吸衰竭，另可并发心肌炎、心力衰竭、中毒性脑病、中毒性肠麻痹、感染性休克等，重者死亡。

2. 抗感染治疗

细菌感染者或病毒感染继发细菌感染、支原体感染者选用抗菌药物。百日咳可选用红霉素或阿奇霉素。抗病毒治疗中，流感病毒感染可选用奥司他韦。

3. 婴幼儿咳嗽、咳痰的照护

对于患呼吸道传染病（流感、麻疹、风疹、百日咳、腺病毒感染等）的婴幼儿，应呼吸道隔离。

咳嗽剧烈者应卧床休息。给予高热量、高蛋白、高维生素、易消化的流质或半流质饮食，少吃多餐。给婴儿喂奶时，应抬高头部，进奶不宜快、多，警惕呛咳而加重呼吸道病变，甚至引起窒息。严重呼吸困难者禁食，可给予静脉营养。

4. 气道管理，保持呼吸道通畅

雾化后帮助患儿半坐位体位拍背1~2次/天，以促进痰液排出，必要时吸痰，以减轻咳嗽，防止气道堵塞。雾化吸入有助于解除支气管痉挛和水肿。咳嗽伴气促、发绀的患儿应给予鼻导管或面罩吸氧，呼吸衰竭者在鼻导管或面罩吸氧仍不能纠正低氧血症时，应考虑给予机械通气。

5. 咳嗽的观察

观察有无气急、发绀、烦躁、呼吸困难、氧饱和度下降、呼吸暂停等呼吸衰竭表现，心率增快提示可能出现心力衰竭；出现嗜睡、惊厥或昏迷提示可能出现中毒性脑病。

6. 家长指导

平时加强营养，增强体质，多户外活动。保持室内空气流通，根据气温适当增减衣物，寒冷季节注意保暖，避免着凉；感冒的家长不要亲密接触婴幼儿，避免交叉感染。应按时接种百日咳、麻疹、肺炎链球菌、流感嗜血杆菌等疫苗。

任务评价

【学习评价】

主题	内容	优秀	良好	一般	较差	很差
学习态度	能准时参加全部课程，按时提交作业，及时查阅教师上传的学习材料	5	4	3	2	1
专业知识	掌握婴幼儿不同程度咳嗽伴随表现，以及对咳嗽患儿的照护	5	4	3	2	1
研讨精神	积极参与讨论，对其他人的发言能提出合理的分析和见解	5	4	3	2	1

续表

主题	内容	优秀	良好	一般	较差	很差
团队协作	能很好地融入课堂小组讨论，共同推进学习进程	5	4	3	2	1
沟通交流	能够清晰准确地表达自己的观点，与他人交流时态度、语气恰当	5	4	3	2	1
人文素养	能够关注医学人文知识，有意识地树立职业精神	5	4	3	2	1
信息素养	会检索常见的医学专业文献数据库，主动阅读医学文献	5	4	3	2	1
实践应用	能对婴幼儿咳嗽的严重程度识别，并进行照护	5	4	3	2	1
自我小结						

【企业评价】

评价维度	评价项目及标准	1	2	3	4	5	6	7
知识	识别婴幼儿咳嗽及伴随症状，以及可能的病原，对咳嗽婴幼儿进行照护							
技能	能正确进行咳嗽健康宣教，能对咳嗽婴幼儿进行分类管理及相关照护							
情感	对婴幼儿有耐心、细心，具有团队协作意识							

任务小结

婴幼儿易出现咳嗽与其生理及免疫发育不成熟而易感染病原体有关。根据咳嗽的音色、痰液的形态、伴随症状有助于诊断某些呼吸疾病以及判断疾病的严重程度。

在对婴幼儿咳嗽、咳痰的照护时，可对患儿行呼吸道隔离、保持呼吸道通畅、拍背、雾化、吸痰、吸氧等。同时观察有无并发症出现。

任务四

腹泻

任务描述

腹泻指解液状便，每天3次以上或每天粪便总量大于200克，其中粪便含水量大于80%。

工作表单

工作表单1

小组讨论

腹泻由多病原、多因素引起，6月~2岁婴幼儿常见，1岁以内约占50%，是引起婴幼儿营养不良、生长发育障碍及死亡的主要原因之一。世界卫生组织公布其为5岁以下婴幼儿死亡的第二位病因，发达国家高于发展中国家。主要临床表现为腹泻，重者伴有水、电解质及酸碱平衡紊乱和全身中毒症状。

婴幼儿为什么容易腹泻?

工作表单2

材料学习

易感因素	婴幼儿消化系统发育尚不成熟，胃酸及消化酶分泌少，消化酶活性低。 婴幼儿生长发育快，营养物质需要多，胃肠道负担重，易致消化功能紊乱。 婴幼儿机体防御功能发育不成熟。胃酸度低，排空快，对进入胃内细菌的杀灭能力较弱；胃肠道分泌型IgA（SIgA）较少，婴幼儿肠道菌群不稳定。 食物中缺乏母乳中的抗感染因子，食物及食具污染机会较多，人工喂养婴幼儿更易发生肠道感染。

感染因素	病原：主要病原包括病毒、细菌、寄生虫、真菌等。 病毒：轮状病毒、诺如病毒、扎如病毒、埃可病毒、肠道病毒、腺病毒、星状病毒等。病毒是引起婴幼儿急性腹泻最常见的病因，其中轮状病毒是秋冬季腹泻的主要病原。 细菌：①肠毒素性细菌：如产毒性大肠埃希菌、霍乱弧菌等；②肠侵袭性细菌，如空肠弯曲菌、沙门菌、耶尔森菌、肠侵袭性大肠埃希菌、志贺痢疾杆菌、难辨梭状芽孢杆菌等。 寄生虫：隐孢子虫、篮氏贾第鞭毛虫、阿米巴原虫等。 真菌：假丝酵母菌、曲霉菌、毛霉菌等。 感染途径：①致病微生物污染食物、水或食具（如奶瓶等）可经口进入消化道；②病毒可通过呼吸道和水源感染；③成人携带病原者的传染，如护理人员受染，成为无症状肠道带菌（毒）者，可导致病原传播。
非感染因素	食饵性腹泻：食物量过多、过少，食物质量不当，过早添加辅食或突然改变食物品种等均易引起腹泻。人工喂养儿尤为多见。 症状性腹泻：患某些肠道外感染，如呼吸道感染、中耳炎、尿路感染等时，可因发热和病原体毒素作用而发生腹泻，腹泻随原发病好转而缓解。 过敏性腹泻：对牛奶或大豆等食物成分过敏所致腹泻。 其他：①原发性或继发性消化酶（乳糖酶、双糖酶等）缺乏；②气候突然变化，如腹部受凉使肠蠕动增加，天气过热使消化液分泌减少均易引起腹泻；③某些药物（如大环内酯类药物）可致腹泻。

婴幼儿腹泻的主要病原及感染途径：

工作表单3

资料学习：腹泻的发生机制

临床上腹泻多在多种机制共同参与下发生。腹泻时由于吐泻丢失体液和摄入量不足，常造成不同程度的脱水。导致小儿腹泻的机制主要有下列四种。

1.渗透性腹泻

常见于病毒性肠炎。当各种病毒侵入肠道后，在小肠黏膜绒毛上皮细胞上复制，引起细胞变性和坏死，致使小肠黏膜回吸收水分和电解质的能力下降，糖和脂肪的吸收减少。肠黏膜细胞分泌双糖酶不足且活性降低，使食物中糖类消化不全而积滞在肠腔内，并被细菌分解成小分子的短链有机酸，肠腔渗透压增高。以上因素导致腹泻水样或蛋花汤样便，大便常规检查无或仅有少量白细胞。

2.分泌性腹泻

肠腔内电解质分泌过多。常见于各种产生肠毒素的细菌，如霍乱弧菌和产毒性大肠埃希菌等。病原体侵入肠道后，不侵入肠黏膜，其产生的两种肠毒素，分别使肠黏膜再吸收水和Cl^-减少，肠液中钠、氯、水分的总量明显增多，超过结肠吸收限度而导致腹泻。小肠分泌液增加，患儿排出大量水样便，大便常规检查无红细胞及白细胞。

3.渗出性腹泻

炎症所致的液体大量渗出。多见于各种侵袭性细菌感染，如志贺菌属、侵袭性大肠埃希菌等。致病菌直接侵袭小肠和结肠肠壁，使黏膜充血、水肿，炎症细胞侵入引起渗出和溃疡等病变。使之排出含有大量白细胞和红细胞的黏液脓血便。由于结肠炎症改变，不能充分吸收从小肠进入结肠的液体，故发生水样便。常伴有发热、腹痛及里急后重等症状。

4.肠道功能异常性腹泻

主要由饮食不当引起。当进食过量或者食物成分不恰当时，食物不能被充分消化和吸收，积滞在小肠上部使酸度降低，致肠道下部的细菌上移繁殖，食物发酵，分解产生有机酸致使肠腔内渗透压增高，腐败性产物刺激肠壁，使肠蠕动增加而致腹泻。多数腹泻较轻。

哪些病因引起的腹泻易出现脱水？

学习支持

一、临床表现

不同病因所致腹泻，常有相似表现，但亦各有特点。

1.腹泻

大便次数增多，粪便为黄色或黄绿色，蛋花汤样、稀水便、稀糊便、黏液便、黏液脓血便等，可有泡沫，可混有食物残渣、白色或黄白色奶瓣。病毒性肠炎及产毒性细菌性腹泻，大便为蛋花汤样或稀水便，每次量多。侵袭性细菌性腹泻，大便为黄稀黏液便、黏液脓血便。

2.腹泻的分期及分型

(1)根据病程，腹泻可分为急性(<2周)、迁延性(2周至2月)及慢性(>2月)。婴幼儿多为急性腹泻。

（2）根据病情严重程度，分为轻型腹泻、重型腹泻。

①轻型腹泻。起病可急可缓，以胃肠道症状为主，表现为食欲缺乏，偶有溢乳或呕吐，大便次数增多，但每次大便量不多，稀薄或带水，呈黄色或黄绿色，有酸味，常见白色或黄白色奶瓣和泡沫。无脱水及全身中毒症状，多在数日内痊愈。

②重型腹泻。多由肠道内感染即感染性腹泻引起。常急性起病，也可由轻型逐渐加重、转变而来，除有较重的腹泻、呕吐等胃肠道症状外，还有较明显的脱水、电解质紊乱、代谢性酸中毒及全身感染中毒等症状，如发热或体温不升、精神烦躁或嗜睡萎靡、面色苍白、意识模糊，甚至昏迷、休克。

胃肠道症状包括食欲低下，常有呕吐。严重者可吐咖啡色液体；腹泻频繁，大便每日十余次至数十次，蛋花样便，含有少量黏液，少数患儿也可有少量血便。

二、伴随症状

1. 呕吐

可伴呕吐，每日数次至数十次，严重者呕吐物为黄绿色或咖啡色液体。

2. 其他胃肠道症状

食欲减退、腹痛、腹胀，肠鸣音增多，里急后重。有时因肠痉挛引起阵阵剧烈腹痛及哭闹，多在排便后缓解。

3. 脱水

由于吐泻丢失体液和摄入量不足，体液总量尤其是细胞外液量减少，导致不同程度的脱水。①轻度脱水：失水量约为体重的5%（50 mL/kg）。患儿精神稍萎靡，略有烦躁不安，尿量减少，口唇稍干燥，眼窝和前囟稍凹陷。②中度脱水：失水量为体重的5%~10%（50~100 mL/kg）。患儿精神萎靡或烦躁不安，尿量明显减少，口唇干燥，哭时泪少，面色苍白，皮肤弹性较差，眼窝和前囟明显凹陷，四肢稍凉。③重度脱水：失水量占体重的10%以上（100~120 mL/kg）。患儿精神极度萎靡，表情淡漠，昏睡甚至昏迷。尿量极少或无尿，口唇极度干燥，哭时无泪，皮肤干燥、有花纹、弹性极差，眼窝前囟极度凹陷，甚至出现休克。

腹泻时水和电解质两者丢失的比例不同，导致脱水性质不同，出现等渗性脱水、低渗性脱水或高渗性脱水。①等渗性脱水：指水和电解质（主要是钠）成比例丢失，血钠浓度正常范围。②低渗性脱水：指电解质的丢失在比例上较水分多，血钠浓度<130 mmol/L，易出现休克。③高渗性脱水：指电解质（主要指钠）的丢失比例上较水分少，血钠浓度>150 mmol/L。患儿易出现皮肤黏膜干燥、烦渴、高热、昏睡、惊厥等。其中最常见为等渗性脱水，其次为低渗性脱水，再者为高渗性脱水。

4.代谢性酸中毒

腹泻的婴幼儿易出现不同程度的酸中毒，因为大量碱性物质随大便丢失；进食少引起体内脂肪分解增多，产生大量酮体；血容量减少，血液浓缩，组织灌注不良和缺氧，乳酸堆积；肾血流量减少，尿量少，使酸性代谢产物潴留。代谢性酸中毒的临床表现为：精神不振、口唇樱红色、呼吸深大、呼出气体有丙酮味，重者出现精神极度萎靡、昏睡、昏迷、周围循环衰竭。婴儿表现不典型，可为精神萎靡，反应差。

5.低钾血症

吐泻使钾丢失过多，进食少致钾摄入不足，尿中排钾等。表现为精神萎靡、无力、腱反射减弱或消失、腹胀、心律失常等。值得注意的是在纠正脱水的过程中，因血液稀释等因素可出现低钾血症。

6.低钙和低镁血症

为腹泻患儿进食少而钙镁摄入少、从粪便中丢失增多所致，多发生在慢性腹泻、营养不良的婴幼儿，主要表现为惊厥、肌肉震颤等。

7.脓毒症

包括烦躁、精神萎靡、嗜睡、面色苍白、高热或体温不升、昏迷、休克等。

8.心肌炎

病毒性腹泻可致病毒性心肌炎，细菌可引起中毒性心肌炎，表现为面色青灰或苍白、心率增快、心音低钝。

9.病毒性脑炎或中毒性脑病

表现为烦躁不安、头痛、抽搐、嗜睡、昏睡，甚至昏迷。

10.肠麻痹、肠出血或肠穿孔

低钾血症所致肠麻痹，细菌可致中毒性肠麻痹、肠出血或肠穿孔。肠麻痹腹部表现为腹胀、肠鸣音弱。肠出血表现为血便（暗红色或鲜血便），大量血便可致贫血，甚至出血性休克。肠穿孔表现为腹痛、腹胀、压痛、肌紧张、反跳痛，腹部X片见膈肌下游离气体。婴幼儿表现不典型，主要表现为精神萎靡、烦躁、腹部稍胀、似有压痛、肌紧张。

三、宣传教育及照护

1.做好消化道隔离

2.加强饮食管理

对于呕吐剧烈者，可暂禁食4~6小时，不禁水，可少量喂水或口服补液盐液。轻、中度腹泻婴幼儿，调整饮食、继续进食。婴儿继续母乳喂养，可适当限制哺喂乳次数或缩短每次哺乳时间；人工喂养加辅食，根据年龄给予流质（米汤、稀释牛奶）、半流质（米糊）或易消化的软食（如粥、烂面，少许蔬菜、鱼或肉末），不新加辅食，少糖；病毒性肠炎有乳糖酶缺乏致乳糖不耐受者，可改用去乳糖配方奶。腹泻停止后，继续给予易消化、营养丰富的饮食，由稀到稠，逐渐恢复正常喂养。并每日加餐1次，共2周，以赶上正常生长。

3. 预防及纠正脱水

腹泻是致5岁以下婴幼儿死亡的第二位病因，死因主要为脱水及并发症。婴幼儿一旦出现腹泻，应预防脱水，给予口服补液盐液（注意根据说明书加水配制时，按一包配制，最好不分包配制，以免液体张力不准确），用量为20~40 mL/kg，患儿随意服用，同时密切观察病情。有脱水者，可行口服补液或（和）静脉补液。轻度及中度脱水可进水，一般情况可口服补液盐液纠正脱水（纠正轻度脱水50~80 mL/kg，中度脱水80~100 mL/kg，4~6小时服完）。对于进展快、病情重、腹泻/呕吐剧烈、精神差、腹胀或中至重度脱水等患儿，须静脉补液等治疗（包括使用抗菌药物及针对并发症的治疗）。

4. 密切观察病情并做好记录

（1）观察脱水纠正情况及全身情况。观察精神、反应、意识、面色、体温、呼吸、脉搏、血压、尿量、皮肤弹性、前囟和眼眶凹陷、口腔黏膜干燥、四肢发凉、指甲花纹、甲床发绀、甲床毛细血管充盈时间等情况。

（2）观察排便次数，大便形状及量，有无腹痛、腹胀、里急后重。

（3）观察有无腹胀、四肢无力、肌张力低下等低钾表现，有无肌肉震颤、抽搐等低钙或脑炎表现。有无呼吸深大、唇樱红等酸中毒表现。

5. 加强护理

及时更换尿布，便后用温水冲洗臀部，保持皮肤清洁，预防上行性泌尿道感染、尿布疹和臀部感染。必要时臀部涂紫草油。

6. 婴幼儿感染性腹泻的预防

合理喂养，提倡母乳喂养，适时断奶，人工喂养选择适当的代乳品。辅食添加品种及量为逐步增加。看护人养成良好的卫生习惯，妥善保存食物，奶具及玩具定期消毒，配制食物时注意手卫生。托育机构中感染性腹泻的婴幼儿应及时就诊及隔离，对环境应消毒，防止交叉感染。积极接种轮状病毒疫苗。避免不合理使用抗菌药物，以免引起肠道菌群紊乱，诱发抗生素相关腹泻。

任务评价

【学习评价】

主题	内容	优秀	良好	一般	较差	很差
学习态度	能准时参加全部课程，按时提交作业，及时查阅教师上传的学习材料	5	4	3	2	1
专业知识	掌握婴幼儿感染性腹泻的严重程度、伴随表现，婴幼儿感染性腹泻照护	5	4	3	2	1

续表

主题	内容	优秀	良好	一般	较差	很差
研讨精神	积极参与讨论，对其他人的发言能提出合理的分析和见解	5	4	3	2	1
团队协作	能很好地融入课堂小组讨论，共同推进学习进程	5	4	3	2	1
沟通交流	能够清晰准确地表达自己的观点，与他人交流时态度、语气恰当	5	4	3	2	1
人文素养	能够关注医学人文知识，有意识地树立职业精神	5	4	3	2	1
信息素养	会检索常见的医学专业文献数据库，主动阅读医学文献	5	4	3	2	1
实践应用	能对婴幼儿感染性腹泻的严重程度进行识别，并进行照护	5	4	3	2	1
自我小结						

【企业评价】

评价维度	评价项目及标准	1	2	3	4	5	6	7
知识	识别婴幼儿感染性腹泻及伴随症状，可能的病原							
技能	能正确进行婴幼儿感染性腹泻健康宣教，能对感染性腹泻婴幼儿进行分类管理及相关照护							
情感	对婴幼儿有耐心、细心，具有团队协作意识							

任务小结

腹泻指排便次数增多，粪质稀薄或带有黏液、脓血或未消化的食物。婴幼儿是感染性腹泻易感人群，6月~2岁发病率高，1岁以内约占50%。腹泻是引起婴幼儿营养不良、生长发育障碍的主要原因之一。

感染性腹泻的临床表现以腹泻为主，不同病原的大便形状有所不同，可伴呕吐、腹痛、腹胀、里急后重等胃肠道表现，重者伴脱水，低钾、低钙、低镁等电解质紊乱及代谢性酸中毒。婴幼儿感染性腹泻多为急性。根据临床轻重，急性腹泻分为轻型及重型。治疗以消化道隔离、预防及纠正脱水、调整饮食、合理使用抗菌药物、预防并发症为主。在照护过程中，应关注合理的饮食，观察腹泻、脱水表现及其他伴随表现，关注臀部的护理。

任务五

血尿

任务描述

血尿是儿科泌尿系统疾病常见的症状。正常人尿中红细胞仅为0~2个/高倍视野。尿中红细胞增多，即为血尿。血尿又分为肉眼血尿及镜下血尿。血尿的病因较多，包括感染性病因和非感染性病因。全身性疾病、泌尿系统疾病、肾小球性疾病等可引起血尿。

工作表单

工作表单1

小组讨论

血尿是指尿液中红细胞数超过正常，分为肉眼血尿和镜下血尿。肉眼血尿为肉眼可见尿呈“洗肉水”色或血样。一般情况下1000 mL尿液中含1 mL以上血液，即可出现肉眼血尿。镜下血尿为肉眼见尿中无血，仅在显微镜下发现红细胞增多。收集新鲜清洁中段尿（以清晨为好）10 mL，以1500转/分离心沉淀5分钟，弃上清液，将管底沉渣0.2 mL混匀后涂片镜检，高倍镜下红细胞＞3个/高倍视野或尿沉渣红细胞计数>8000个/mL即为镜下血尿。

引起血尿的原因很多，各种致病因素引起的肾小球基膜完整性受损或通透性增加、肾小球毛细血管内压增高、尿道黏膜的损伤、全身凝血机制障碍等均可导致血尿。

血尿、脓尿的区别。

工作表单2

材料学习

1.血尿与肾脏疾病

(1)各种原发性肾小球疾病：急慢性肾小球肾炎、免疫球蛋白A(IgA)肾病、肺出血—肾炎综合征等。

(2)感染：肾结核、泌尿系统感染。

(3)畸形：肾血管畸形、多囊肾、游走肾、肾下垂、肾积水等。

(4)肿瘤：肾母细胞瘤、肾盏血管肿瘤等。

(5)肾血管病变：肾静脉血栓、左肾静脉受压综合征(胡桃夹现象)。

(6)损伤：肾挫伤及其他损伤。

(7)药物：肾毒性药物。

2.血尿与泌尿系统邻近器官疾病

急性阑尾炎、盆腔炎及邻近器官等刺激或侵犯到膀胱、输尿管时，可引起血尿。

3.血尿与全身性疾病

(1)出血性疾病：弥散性血管内凝血、血小板减少性紫癜、血友病、再生障碍性贫血、白血病等。

(2)心血管疾病：充血性心力衰竭、感染性心内膜炎。

(3)感染性疾病：猩红热、伤寒、流行性出血热、传染性单核细胞增多症、暴发型流行性脑膜炎、肺炎支原体感染、结核病、病毒性肝炎、钩端螺旋体等。

(4)系统性疾病：系统性红斑狼疮、过敏性紫癜、结节性多动脉炎、风湿性肾炎。

(5)营养性疾病：维生素C缺乏症、维生素K缺乏症。

(6)过敏性疾病：饮食过敏，如牛奶或菠萝过敏等。

4.血尿与尿路疾病

(1)尿路感染：膀胱炎、尿道炎、结核。

(2)尿路结石。

(3)尿路异物、肿瘤、息肉、憩室等。

临床上引起婴幼儿血尿的常见泌尿系统疾病有哪些？

学习支持

一、临床表现

肉眼血尿：血尿颜色与尿液的酸碱度有关，中性或弱碱性尿颜色鲜红或呈洗肉水样，酸性尿呈浓茶样或烟灰水样。

尿液呈鲜红色或带有血块者常提示非肾小球性疾患出血，膀胱出血者血块较大，尿道出血者尿道口可滴血。

二、伴随症状

(1)伴发热。可见于①感染：急性泌尿系感染、肾结核、流行性出血热、钩端螺旋体病等；②自身免疫性疾病：系统性红斑狼疮(SLE)等。

(2)伴膀胱刺激症状(尿频、尿急、尿痛)，表明病变在膀胱或后尿道，以急性膀胱炎最多见；也可见于急性尿路感染、结核性膀胱炎、肿瘤等。

(3)伴肾区肿块，多为肾肿瘤、多囊肾、异位肾、肾积水等。

(4)伴有皮疹和关节症状者，应考虑紫癜性肾炎、狼疮性肾炎。

(5)伴出血倾向，见于血液系统疾病，如白血病、血友病、血小板减少性紫癜等。

(6)伴有出血、溶血、循环障碍及血栓症状，应考虑弥散性血管内凝血(DIC)或溶血尿毒综合征。

(7)伴高血压、水肿、蛋白尿可见于肾小球肾炎等。

(8)伴乳糜尿，见于丝虫病等。

(9) 伴乙型肝炎，应考虑乙肝病毒相关性肾炎。

(10)伴有外伤史，应考虑泌尿系统外伤。

(11)无症状性血尿，除血尿外无其他不适，多见于IgA 肾病、薄基底膜肾病、肾肿瘤、特发性高钙尿症等。

(12)血尿与年龄性别有关，婴幼儿血尿以肾小球肾炎多见，尿路感染、结核、肾母细胞瘤、先天性肾积水也可发生血尿。

三、诊断与鉴别诊断

1.真性血尿与假性血尿的诊断

要排除能产生假性血尿的情况：①摄入大量人造色素、食物(如蜂蜜、黑莓、甜菜)或药物(如大黄、利福平、苯妥英钠)等引起的红色尿；②血红蛋白尿或肌红蛋白尿；③新生儿尿内尿酸盐可使尿呈红色；④血便污染。上述①~③虽有尿色异常，但尿沉渣检查无红细胞。

2.肾小球性与非肾小球性血尿

血尿确定后，首先判定血尿的来源，然后根据病史、伴随症状、用药史、外伤史、近期感染史(上呼吸道感染、皮肤感染、胃肠道感染史)、家族史及实验室检查，确定原发病因。目前常用的方法有：①尿沉渣红细胞形态学检查有无异性红细胞；②血尿外观性状、尿三杯试验；③尿沉渣检查有无红细胞管型和肾小管上皮细胞；④自身免疫相关检查；⑤尿病原学检查：尿培养、结核培养；⑥腹部及肾脏影像学检查；⑦肾组织学检查等。

四、宣传教育及照护

（1）观察尿液颜色、性状及尿量。

（2）评估血尿是初始血尿还是全程血尿，有无血丝、血块，有无腰腹痛等症状。

（3）肉眼血尿患儿以卧床休息为主。

（4）病情允许，鼓励患儿多饮水，增加尿量，起到冲洗膀胱的作用。

（5）病情重者，观察患儿神志、呼吸、脉搏、血压、尿量及末梢循环情况。

（6）如果有尿管，评估引流管引流尿液的颜色、性质及量。保持引流管的引流通畅，防止扭曲、受压和脱落。

（7）如有气囊导尿管，保持牵引适度，使球囊压迫于膀胱颈以帮助止血。

（8）在导尿管牵引松懈和气囊减压后，应密切观察血尿变化。

（9）若发现引流管内有血凝块，尽量吸出管外，避免挤入膀胱。

（10）肉眼血尿者，绝对卧床休息，待肉眼血尿消失后逐渐下床活动。

（11）记录出入量。

（12）尽量不服用对肾脏有损害的药物。

（13）做好心理护理，减轻紧张焦虑情绪，避免情绪激动。

任务评价

【学习评价】

主题	内容	优秀	良好	一般	较差	很差
学习态度	能准时参加全部课程，按时提交作业，及时查阅教师上传的学习材料	5	4	3	2	1
专业知识	掌握婴幼儿血尿的识别，血尿的表现、伴随表现，血尿患儿的照护	5	4	3	2	1
研讨精神	积极参与讨论，对其他人的发言能提出合理的分析和见解	5	4	3	2	1
团队协作	能很好地融入课堂小组讨论，共同推进学习进程	5	4	3	2	1
沟通交流	能够清晰准确地表达自己的观点，与他人交流时态度、语气恰当	5	4	3	2	1
人文素养	能够关注医学人文知识，有意识地树立职业精神	5	4	3	2	1

续表

主题	内容	优秀	良好	一般	较差	很差
信息素养	会检索常见的医学专业文献数据库，主动阅读医学文献	5	4	3	2	1
实践应用	能对婴幼儿血尿严重程度进行识别，并进行照护	5	4	3	2	1
自我小结						

【企业评价】

评价维度	评价项目及标准	1	2	3	4	5	6	7
知识	能识别婴幼儿血尿及伴随症状，可能的病原							
技能	能正确进行血尿健康宣教，能对血尿婴幼儿进行分类管理及相关照护							
情感	对婴幼儿有耐心、细心，具有团队协作意识							

任务小结

血尿是儿科泌尿系统疾病常见的症状。正常人尿中红细胞仅为0~2个/高倍视野。尿中红细胞增多，即为血尿。血尿分为镜下血尿及肉眼血尿。血尿的病因较多，包括感染性及非感染性病因。全身性疾病、泌尿系统疾病、肾小球性疾病等均可引起血尿。

判断时先判断是真性血尿还是假性血尿。对于真性血尿，估计伴随症状及相关检测，判断血尿病变的部位及确诊疾病。

在照护方面，根据病情轻重实施。肉眼血尿者应卧床休息，观察尿液颜色、性状及尿量；评估血尿是初始血尿还是全程血尿，有无血丝血块，伴随症状。病重者，观察失血程度、生命体征。尽量不服用对肾脏有损害的药物。

任务六

惊厥

任务描述

惊厥是儿科最常见的急症之一，俗称“抽风”，是婴幼儿神经系统疾病的常见表现，需高度重视。

工作表单

工作表单1

材料学习：惊厥的发病机制及病因

1.发病机制

惊厥的发病机制尚未完全明确，可能为运动神经元异常放电所致。主要是由于神经元膜电位不稳定所致，与遗传、内分泌、免疫、微量元素及精神因素等有关。

根据不同的肌肉异常收缩兴奋信号的来源，惊厥可分为：①大脑功能障碍：如癫痫全面性发作等；②非大脑功能障碍：如破伤风、低钙惊厥等。

2.常见病因

不同年龄惊厥的常见病因如下：

(1)新生儿期：以窒息、产伤、低血糖症、先天颅脑畸形、低钙血症、脓毒症、化脓性脑膜炎和破伤风较为常见。

(2)1个月~1岁：围生期损伤后遗症、化脓性脑膜炎、先天颅脑畸形、低钙血症、婴儿痉挛症多见。6个月后热性惊厥逐渐增多。

(3)1~3岁：热性惊厥、脑膜炎、脑炎、中毒性脑病为多见。

(4)学龄前期及学龄期儿童：以脑膜炎、脑炎、癫痫、中毒性脑病、颅内肿瘤、颅脑外伤、中毒、高血压脑病多见。

3.季节性传染病

流行性乙型脑炎多发生于7~9月，多发生于2~10岁儿童；中毒性细菌性痢疾夏秋季多见，2~7岁儿童好发；流行性脑脊髓膜炎冬春季多见，6个月~2岁好发。手足口病高峰季节为4~7月、10~12月，5岁以下儿童(尤其是3岁以下)好发。

惊厥的可能发生机理是什么?

婴幼儿惊厥的病因有哪些?

学习支持

一、临床表现

惊厥发作类型。由于病因及神经系统受累部位不同,惊厥临床表现不尽相同,通常可分为局限性和全身性。

(1)局限性发作。发作前可有先兆表现,但多为突然发作;表现为某一局部肌肉连续性收缩,多见于口角、手足、眼睑等。低钙所致手足搐搦症表现为间歇性双侧四肢强直性肌痉挛,以手部最典型。

(2)全身性发作。发作时意识丧失,双眼凝视、上翻或斜视,头向后仰,面肌及四肢阵挛性或强制性抽搐,呼吸急促,面色青紫,惊厥后昏睡、疲乏。热性惊厥多于惊厥后短期内恢复。惊厥持续状态或者惊厥频率体现病情严重程度。

二、伴随症状

1. 发热

多见于婴幼儿的颅内感染(包括流行性脑脊髓膜炎、流行性乙型脑炎、结核性脑膜炎、手足口病危重型等)、中毒性脑病、热性惊厥,也可见于高渗性脱水、急性胃肠炎等。

2. 脑膜刺激征

见于细菌、病毒、结核或真菌感染所致脑膜炎、脑膜脑炎,蛛网膜下腔出血等。

3. 颅内压增高表现

颅内感染、颅内出血、颅脑外伤、颅内占位病变等可致颅内压升高,表现为:①剧烈头痛,婴儿表现为烦躁不安、尖叫;②喷射状呕吐;③前囟未闭合的婴儿,前囟隆起、张力升高。

4. 血压升高

颅内压增高可致血压升高。也见于肾炎、高血压脑病、铅中毒等。

5. 皮疹

皮肤瘀点为流行性脑脊髓膜炎的重要体征。手、足、臀部、膝部丘疹、丘疱疹为手足口病的重要体征。

6. 眼底异常

可见于颅内高压、颅内出血、先天性感染(先天性弓形虫病、先天性巨细胞病等)、脑囊虫病等。

7. 其他感染病灶

化脓性脑膜炎可伴肺炎、皮肤感染病灶,中毒型细菌性痢疾可伴细菌性痢疾(腹泻黏液便或黏液脓血便),结核性脑膜炎伴肺外结核(以肺结核常见)等。

8. 意识障碍

癫痫发作、重症颅脑疾病。

三、宣传教育及照护

惊厥是急诊症状,须立即抢救,其治疗原则为:①积极控制发作,防治脑损伤,减少后遗症;②维持生命;③积极寻找病因,尽早治疗;④防止复发。

1. 急救处置及照护

(1)平卧,头转向一侧,防止窒息和误吸。

(2)及时清除口鼻分泌物,以保持气道通畅。

(3)给氧,尽快建立静脉通道。

(4)减少对患儿不必要刺激,保持安静,根据患儿情况可在齿间置压舌板以防惊厥时舌咬伤(如果患儿牙关紧闭,不强行),做安全防护,防止碰伤、摔伤。

(5)如有高热现象,采取降温措施;已窒息或呼吸不规则者宜人工呼吸或紧急气管插管。

(6)对有传染性的疾病,应隔离治疗。

2. 抗惊厥治疗及照护

(1)指压或针刺人中、十宣、眶上、合谷、涌泉等穴。

(2)应用抗惊厥药物后,密切观察惊厥缓解情况;有颅内高压,应用降颅内压药物后,观察意识、呼吸、心率、血压等,前囟未闭合的婴幼儿,观察前囟隆起及张力程度。

(3)做好皮肤、口腔、眼部护理。

(4)病因处理后的照护。对惊厥患儿,病因治疗至关重要。感染是小儿惊厥的常见原因,应予抗感染治疗,疑细菌感染者,应尽早使用抗菌药物。夏秋季高热、轻度腹泻、惊厥的婴幼儿,警惕中毒型细菌性痢疾,如若是中毒型细菌性痢疾,尽早给予第三代头孢菌素及降颅内压、抗休克等抢救。代谢所致惊厥(低血糖、低血钙、低血镁等),如及时补充,惊厥可迅速好转。破伤风者除抗感染外,还应用破伤风免疫球蛋白。脑炎、脑膜炎等应尽早查明病因,行病因治疗。持续或频繁惊厥,伴高热、昏迷、循环呼吸功能障碍者,应考虑中枢神经系统和全身性疾病,给予脱水降颅压、抗感染、抗休克等处理,必要时呼吸机支持。

密切监测惊厥发生的持续时间、意识改变、生命体征变化和神经系统表现、皮疹变化、腹泻，动态检测血电解质、血糖、血气分析。

(5)预防。平时加强营养、增强体质，多户外活动；保持室内空气流通，根据气温适当增减衣物；注意饮食卫生，餐前便后洗手，护理婴幼儿前后洗手；注意食材及准备用具、餐具的清洁卫生，玩具定期消毒；减少呼吸道及消化道感染。

对于感染所致的颅内感染，接种乙脑减毒活疫苗、流脑荚膜多糖疫苗、肺炎链球菌疫苗、b型流感嗜血杆菌疫苗、EV71灭活疫苗等，可预防或明显降低相关病原体引起颅内感染发生的可能性。接种卡介苗，可减少结核性脑膜炎等重症结核的发生率。接种破伤风疫苗，能明显减少破伤风的发生，但对于外伤，应尽早经医生评估，必要时须使用破伤风免疫球蛋白。患癫痫者，需长期服用抗癫痫药以控制并保持专科医生长期随访，以防复发。

任务评价

【学习评价】

主题	内容	优秀	良好	一般	较差	很差
学习态度	能准时参加全部课程，按时提交作业，及时查阅教师上传的学习材料	5	4	3	2	1
专业知识	掌握婴幼儿惊厥的识别、伴随表现	5	4	3	2	1
研讨精神	积极参与讨论，对其他人的发言能提出合理的分析和见解	5	4	3	2	1
团队协作	能很好地融入课堂小组讨论，共同推进学习进程	5	4	3	2	1
沟通交流	能够清晰准确地表达自己的观点，与他人交流时态度、语气恰当	5	4	3	2	1
人文素养	能够关注医学人文知识，有意识地树立职业精神	5	4	3	2	1
信息素养	会检索常见的医学专业文献数据库，主动阅读医学文献	5	4	3	2	1
实践应用	能对婴幼儿惊厥的严重程度进行识别，并进行照护	5	4	3	2	1
自我小结						

【企业评价】

评价维度	评价项目及标准	1	2	3	4	5	6	7
知识	识别婴幼儿惊厥及伴随症状及可能的病原							
技能	能正确进行惊厥健康宣教，能对惊厥婴幼儿进行分类管理及相关照护							
情感	对婴幼儿有耐心、细心，具有团队协作意识							

任务小结

惊厥多由颅内疾病所致，少数颅外疾病也可引起惊厥。在婴幼儿时期，颅内感染（尤其是细菌、病毒、结核分枝杆菌等）引人关注，1~3岁是高热惊厥的好发年龄。

对于惊厥的病因诊断，要根据惊厥的临床表现、伴随症状、脑脊液检查做出诊断。流行性脑脊髓膜炎、流行性乙型脑炎、手足口病、中毒型细菌性痢疾、结核性脑膜炎的季节性或接触史有助于诊断，应提高认识程度。积极控制惊厥，尽早病因治疗，对症治疗。

对于正在发作惊厥的婴幼儿应立即准确处置，密切观察意识、头痛、呼吸、心率、血压等，前囟未闭合的婴幼儿，观察前囟隆起及张力程度，做好皮肤、口腔、眼部护理。

减少呼吸道及消化道感染，以减轻其所致的颅内感染。适时接种乙脑减毒活疫苗、流脑荚膜多糖疫苗、肺炎链球菌疫苗、b型流感嗜血杆菌疫苗、EV71灭活疫苗等，可预防或明显降低相关病原体引起颅内感染发生。

推荐阅读

1. 王卫平，孙锟，常立文. 儿科学[M].9版. 北京：人民卫生出版社，2018.

2. 方峰，俞蕙. 小儿传染病[M].5版. 北京：人民卫生出版社，2020.

3. 江载芳，申昆玲，沈颖. 诸福棠实用儿科学（全2册）[M].8版. 北京：人民卫生出版社，2015.

项目三

呼吸道传染疾病

项目目标

1.掌握常见呼吸道传染病的流行病学及预防宣教。

2.熟悉常见呼吸道传染病的临床表现、治疗原则。

3.能运用相关宣传教育知识指导日常生活预防。

4.了解常见呼吸道传染病的病原体特点、发病机制。

5.能熟练处理呼吸道传染病预防方法。

6.能识别呼吸道传染病临床表现;能制订婴幼儿呼吸道传染病常见预防措施,并开展针对性指导。

7.能综合运用各种方法预防婴幼儿呼吸道传染病发生;能初步完成常见呼吸道传染病预防措施;熟练制订照护方案并开展针对性指导。

8.以促进婴幼儿健康成长为根本,在婴幼儿常见呼吸道传染病预防与照护中,关心爱护婴幼儿,具有认真负责、科学严谨的态度。

学习重难点

学习重点:掌握常见呼吸道传染病的预防措施。

学习难点:能运用相关宣传教育知识指导日常生活预防。

思维导图

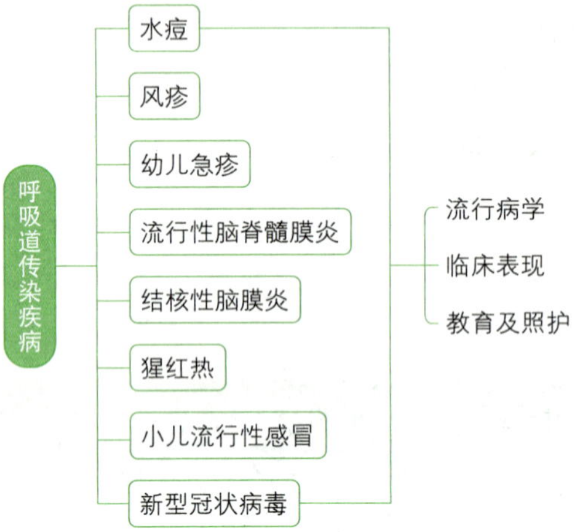

案例导入

冬春季节好发的常见传染病，如流感、水痘、猩红热等都主要通过呼吸道传播途径发生，其特点是传播迅速、时间短、范围广、防控难度大，极易发生流行和扩散。婴幼儿群体，由于其免疫力较低下的体质特点，更应重视在冬春季节进行防护，降低传染病的发病率和死亡率。

任务一

水痘

任务描述

水痘，常见于学龄前儿童，幼儿高发。水痘是由水痘-带状疱疹病毒（VZV）引起的出疹性疾病，经过飞沫或接触传染，在全世界范围内都有传播。其临床特点为皮肤黏膜相继出现和同时存在斑疹、丘疹、疱疹和结痂等各类皮疹；感染后可获得持久免疫力，但以后可能发生带状疱疹；冬春季多发。对于新生儿或免疫功能低下者来说，水痘可能是致命性传染病。

工作表单

工作表单1

材料学习

1.VZV与血液系统

VZV自鼻咽部黏膜侵入人体，在局部淋巴结内繁殖后侵入血液，引起二次病毒血症。

2.VZV与免疫系统

水痘出疹期产生抗VZV IgM，持续约2个月；抗VZV IgG在水痘病后4~8周达高峰，持续约6个月后逐渐下降并长期维持，发挥特异性抗病毒作用。

3.VZV与其他

在第二次病毒血症中，VZV侵入主要靶器官皮肤（引起受累神经和皮肤的炎症）；亦可侵犯其他脏器（如肺）和神经系统，免疫低下或缺陷者更易出现器官受损；长期潜伏于脊髓神经后根神经节的神经元内，伺机而发，成为带状疱疹。

水痘的皮疹是分批出现的，引起这个特点的主要原因是什么？

工作表单2

小组学习:VZV病原体特点及理化因素

VZV属于疱疹病毒科α亚科,为双链DNA病,人是其唯一的自然宿主。该病毒对热敏感,56℃加热30分钟能灭活,50%浓度的酒精、0.3%的过氧化氢、0.2%的次氯酸钠及1%的漂白粉,经10分钟能灭活病毒,但对甲醛溶液、紫外线和γ射线不敏感。

小组交流:水痘-带状疱疹病毒可以长期潜伏在人体内吗?

学习支持

水痘是一种急性高传染性出疹性疾病。其临床特点为皮肤和黏膜分批出现和同时存在斑疹、丘疹、疱疹及结痂等各类皮疹,多见于儿童,以冬春季最多。

一、流行病学

1.传染源

主要是水痘患者。从水痘发病前1~2天至疱疹结痂为止均有很强的传染性。

2.传播途径

(1)经空气飞沫传播,通过近距离交谈、咳嗽、打喷嚏等方式传播。

(2)经接触传播,通过亲吻或者接触疱液及疱液所污染的物品传播。

(3)经母婴传播,通过胎盘传染胎儿导致先天性水痘综合征。孕妇分娩前1周内患水痘可感染患儿,常于出生后10天内发病。由于育龄妇女绝大多数已患过水痘,故先天性水痘综合征较少见。

3.人群易感性

普遍易感,多见于儿童,以2~6岁为高峰。感染后可以获得持久免疫。

二、发病机制

1.发病机制

VZV自鼻咽部黏膜侵入人体,在局部淋巴结内繁殖后侵入血液,感染后5天出现第一次病毒血症,病毒到达肝、脾和其他脏器内增殖后,再次入血液(第二次病毒血症),此时病毒侵入主要靶器官皮肤(感染后平均14天),亦可侵犯其他脏器，如肺和神经系统。免疫低下或缺陷者更易出现器官受损，还有免疫性损伤机制参与VZV感染后可长期潜伏于脊髓神经后根神经节的神经元内，当机体抵抗力低下时，病毒可被激活，再次复制并沿神经纤维迁移至皮肤，引起受累神经和皮肤的炎症。

2. 机体免疫反应

抗 VZV IgM 在水痘出疹期产生，持续约2个月；抗 VZV IgG 在水痘病后4~8周达高峰，持续约6个月后逐渐下降并长期维持细胞免疫在抗病毒机制中的主要作用，发挥特异性细胞毒性T细胞、NK细胞的免疫功能和抗体依赖性细胞毒抗病毒作用。

三、临床表现

VZV感染潜伏期为10~21天，平均14天。

1. 典型水痘

（1）前驱期。婴幼儿多无明显前驱症状，持续约 1~2 天。

（2）出疹期。皮疹首发于头、面和躯干，继而扩展到四肢，末端稀少，呈向心性分布，初呈小红色斑疹和丘疹，6~8时内变成水痘疱疹，绕以红晕，24~48时内疱液转为云雾状，然后干燥结痂，痂盖脱落后不留瘢痕。皮疹伴瘙痒，可波及口腔、鼻、眼和生殖道黏膜处。各期皮疹同时存在是水痘的特征性表现。出疹期最初2~4天内，可有发热（体温多在39℃以下）和全身浅表淋巴结肿大。多数可以在10天左右自愈。

2. 重症水痘

易发生于免疫缺陷儿童，表现为进行性弥漫性皮疹，伴持续发热。皮疹呈离心性分布，为有脐状凹陷的大疱或出血性疱疹。新发皮疹常持续2周或更久，常并发水痘肺炎和血小板减少而致出血，严重出血或并发弥散性血管内凝血危及生命。

3. 先天性水痘

孕妇在妊娠20周前患水痘，2%胎儿可发生先天性水痘综合征。最突出的临床特征是锯齿状皮肤瘢痕；其他伴有肢体发育不良（一个或多个肢体短小或畸形）、眼部异常（脉络膜视网膜炎、小眼畸形及白内障）、中枢神经系统损害（大脑皮质萎缩等）和低出生体重等。

孕妇在分娩前后1周内患水痘常引起新生儿水痘。若孕妇孕期患水痘至分娩间期超过1周，新生儿多于生后4天内发病，常不严重。若孕妇孕期患水痘至分娩间期不足1周，其新生儿多于生后10天内发生严重出血性水痘，伴发热并常影响肺和肝脏，病死率高达25%~30%。

四、健康教育及预防

1. 一般预防

应隔离患者直至全部皮疹结痂、干燥为止，接触者需医学观察21天。

2. 疫苗接种

水痘减毒活疫苗接种能预防各型水痘，防止发生严重水痘，分别于12~15个月和4~6岁年龄段接种。免疫功能低下者应避免接种水痘疫苗。

3. 被动免疫

VZV免疫球蛋白可用于高危易感人群（无水痘病史的免疫抑制者、生前5天内或生后2天内母亲患水痘的新生儿）的接触后预防。应尽早使用，目前美国FDA将使用限期延长至暴露后10天内。保护期为3周，若3周后再次暴露，应再追加一剂。

4. 药物预防

免疫正常婴幼儿在潜伏期口服阿昔洛韦（1/2治疗量，分4次口服，连用5天），可预防水痘发生。

5. 生活日常护理

室内保持空气流通，婴幼儿不要穿得太多，有汗要及时擦拭或者更换隔汗巾，饮食要清淡，多吃富含维生素的食物，多饮水，保持尿量通畅，要及时修剪指甲甚至可以用布巾包裹手指以免抓破皮疹。由于皮疹常伴瘙痒，未发生破溃者可以局部涂擦炉甘石洗剂止痒，若发生破溃则要涂红霉素软膏预防感染。若婴幼儿发生高热体温>39℃，精神状态不好或者有其他不适，应及时就诊。

6. 日常预防照护要点

（1）正确佩戴医用外科防护口罩。

（2）接触前后应清洁双手（七步洗手法）。

（3）患儿日常生活用品应专人专用，定期清洗。

（4）采取适宜的喂养方式并加强营养支持，增强婴幼儿自身免疫力。

（5）耐心细致，多抚摸、搂抱患儿，给予其心理感情支持。

本病为良性自限性疾病，预后一般良好，痂脱落后大都无瘢痕。新生儿及免疫缺陷者常可发展为重症或并发脑炎等严重并发症，甚至可导致死亡。

任务评价

【学习评价】

主题	内容	优秀	良好	一般	较差	很差
学习态度	能准时参加全部课程，按时提交作业，及时查阅教师上传的学习材料	5	4	3	2	1
专业知识	掌握水痘传播途径、预防水痘措施、预防要点	5	4	3	2	1

续表

主题	内容	优秀	良好	一般	较差	很差
研讨精神	积极参与讨论，对其他人的发言能提出合理的分析和见解	5	4	3	2	1
团队协作	能很好地融入课堂小组讨论，共同推进学习进程	5	4	3	2	1
沟通交流	能够清晰准确地表达自己的观点，与他人交流时态度、语气恰当	5	4	3	2	1
人文素养	能够关注医学人文知识，有意识地树立职业精神	5	4	3	2	1
信息素养	会检索常见的医学专业文献数据库，主动阅读医学文献	5	4	3	2	1
实践应用	能区别水痘患儿分类照护，对水痘患儿的房间及用物杀菌消毒处理	5	4	3	2	1
自我小结						

【企业评价】

评价维度	评价项目及标准	1	2	3	4	5	6	7
知识	掌握水痘传播途径、预防措施							
技能	能正确进行水痘健康宣教，能对水痘患儿进行分类管理及相关照护							
情感	对婴幼儿有耐心、细心，具有团队协作意识							

任务小结

水痘是由水痘-带状疱疹病毒引起的急性传染病，好发于学龄前儿童。病情多为自限性，预后较好。主要通过呼吸道飞沫传播和直接接触疱液传播，冬春季常见，感染后可获得终身免疫。主要临床表现为分批出现，同时存在斑疹、丘疹、疱疹、结痂的皮疹形态，呈向心性分布，伴有剧烈的瘙痒感，可有低热，如果皮疹发生抠抓或者继发性细菌性感染容易留下瘢痕。

主要靠接种水痘带状疱疹减毒活疫苗进行免疫，发现水痘患儿要及时进行隔离并消毒，要保证室内空气流通，帮助幼儿养成良好的个人卫生习惯，饮食方面要注意清淡，不吃辛辣刺激性食物，多吃富含维生素C的食物，如橘柑类，以提高自身免疫力。水痘易在幼儿园、托育机构暴发流行，故在平时工作中应加强防范。

任务二

风疹

任务描述

风疹在世界各地皆有，温带地区发病率高，一般病情较轻，病程短，预后良好。但风疹极易引起暴发流行，以冬春季发病为多，易感年龄以1~5岁为主，故流行多见于学龄前儿童，城市多于农村。

工作表单

工作表单1

小组讨论

风疹不是荨麻疹。风疹是由风疹病毒所致的呼吸道传染病，极易引起暴发流行，而荨麻疹是接触过敏原所致的过敏性皮肤病。

近年来关于风疹重症病例屡有报道。如果妊娠早期妇女感染风疹，将会严重损害胎儿，引起先天性风疹综合征（CRS）。我国21~25岁的孕妇罹患风疹的风险在增加。

如何正确认识风疹。

工作表单2

材料学习

1. 风疹病毒（RV）与呼吸系统

病毒侵入上呼吸道，在黏膜和局部淋巴结内增殖，呼吸道见轻度炎症，形成二次病毒血症。

2. 风疹病毒与免疫系统

RV特异性IgM和IgG抗体先后或几乎同时出现，病后获持久的免疫力。孕妇易发生再感染，但多无病毒血症，极少引发先天性风疹。

3.风疹病毒与其他

RV抗原抗体复合物引起真皮上层毛细血管炎，形成皮疹。先天性风疹可累及脑、心血管、眼、耳、肺、肾、肝、脾、骨骼等器官。

RV可以导致哪些部位发生病变？

学习支持

风疹是由风疹病毒引起的急性出疹性传染病，1752年由德国医生首先描述了该病，由于当时被误认为是麻疹的变异型，所以又称德国麻疹。本病以前驱期短，皮疹出现及消退较快，耳后、枕后、颈部淋巴结肿大为其临床特征。一般病情较轻，病程短，预后良好。孕早期感染可致胎儿严重先天畸形。

一、流行病学

1.传染源

患者或隐性感染者，可从其鼻咽分泌物（出疹前7天和疹退后14天内）、血、粪和尿中检出病毒。先天性风疹综合征患者生后排病毒达数月至数年。

2.传播途径

（1）主要经空气飞沫传播，通过近距离交谈、咳嗽、打喷嚏等方式传播。

（2）经接触传播，通过亲吻或者污染物—手—呼吸道或手—手—呼吸道途径传播。

（3）经母婴传播，病毒可通过胎盘传给胎儿。

3.人群易感性

普遍易感，高发年龄在发达国家为5~9岁，发展中国家为1~5岁，感染后可以获得持久免疫。好发于冬春季节。

二、发病机制

病毒侵入上呼吸道，在黏膜和局部淋巴结内增殖，形成二次病毒血症，然后侵犯皮肤等靶器官组织。病毒直接细胞毒作用和病毒相关性免疫复合物形成参与其致病机制，如风疹病毒抗原抗体复合物引起真皮上层毛细血管炎，形成皮疹。孕妇原发感染后，无论有无症状，病毒都会在病毒血症期感染胎盘，进而侵及胎儿。

三、临床表现

1. 获得性风疹

潜伏期一般14~21天。典型临床经过分为两期。

(1)前驱期。短暂或不明显，易被忽略。可有低热、全身不适和轻微上呼吸道感染症状，部分患儿软腭和悬雍垂可见细小红疹，能融合成片。

(2)出疹期。常于发热第1~2天开始出疹，并于1天内出齐。出疹顺序：面颈部—躯干—四肢。呈淡红色小斑丘疹，面部和四肢皮疹可融合。疹退后无脱屑或有细小脱屑，无色素沉着。出疹期平均3天(1~5天)，可伴有低至中度发热和上呼吸道感染症状，随疹退而消失。与麻疹相比较，风疹的出疹、扩散和消退过程进展更快，且掌跖部一般无皮疹。

(3)淋巴结肿大和其他表现。枕后、耳后或颈部淋巴结肿大为风疹另一典型表现，可在皮疹出现前发生，持续1周或更久。部分患者可无皮疹而仅有淋巴结肿大。可有轻度脾肿大，多在3~4周恢复正常。

2. 先天性风疹综合征

可有以下特点：

(1)宫内异常。包括流产、胎死宫内、发育迟缓和畸形。

(2)出生时缺陷性疾病。包括低出生体重、听力障碍、先天性心脏病(多见动脉导管未闭和肺动脉发育不良)、肝脾肿大、白内障、视网膜病、小头畸形、血小板减少性紫癜、骨发育不良等，可呈单一或多重缺陷。

(3)继发性疾病。包括听力丧失、内分泌病(包括甲状腺功能障碍和生长激素缺乏)和进行性脑炎等。

(4)不显性感染。出生时及生后保持正常。

四、健康教育及预防

1. 一般预防

患儿应隔离至出疹后5天，但本病症状轻微，隐性感染者多，故易被忽略，不易做到全部隔离。预防重点是妊娠期妇女，尤其在孕早期，无论是否患过风疹或接种过风疹疫苗，均应尽量避免与风疹患者接触，以免原发感染或再感染。

2. 主动和被动免疫

风疹减毒活疫苗有单独和麻疹-风疹-流行性腮腺炎三联疫苗两种。接种者95%产生特异性抗体，有效免疫保护期为7~10年。尚无疫苗致畸的证据。免疫缺陷或正在应用免疫抑制剂者禁忌接种。使用血制品者应间隔3个月后再接种。

3. 日常预防照护要点

(1)正确佩戴医用外科防护口罩,4小时一换。

(2)接触前后应清洁双手(七步洗手法)。

(3)保持房间干净整洁,加强通风。

(4)流行季节避免到人群密集的地方,避免接触风疹患者。

(5)采取适宜的喂养方式并加强营养支持,增强婴幼儿自身免疫力。每餐以粮谷类食物为主(如大米、面包、土豆等),多吃新鲜水果、蔬菜和薯类;每天吃适量肉类、鱼类、蛋类和奶类;注意添加糖、脂肪油脂类食物(但要避免高脂饮食导致腹泻可能)。

(6)耐心细致,多抚摸、搂抱患儿,给予其心理感情支持。

本病症状多轻,一般预后良好;妊娠头3个月内的妇女患风疹,其胎儿可发生先天性风疹,引起死产、早产及各种先天性畸形,预后严重。

任务评价

【学习评价】

主题	内容	优秀	良好	一般	较差	很差
学习态度	能准时参加全部课程,按时提交作业,及时查阅教师上传的学习材料	5	4	3	2	1
专业知识	掌握传播途径、预防措施、照护要点	5	4	3	2	1
研讨精神	积极参与讨论,对其他人的发言能提出合理的分析和见解	5	4	3	2	1
团队协作	能很好地融入课堂小组讨论,共同推进学习进程	5	4	3	2	1
沟通交流	能够清晰准确地表达自己的观点,与他人交流时态度、语气恰当	5	4	3	2	1
人文素养	能够关注医学人文知识,有意识地树立职业精神	5	4	3	2	1
信息素养	会检索常见的医学专业文献数据库,主动阅读医学文献	5	4	3	2	1
实践应用	能区别患儿分类照护,对患儿的房间及用物杀菌消毒处理	5	4	3	2	1
自我小结						

【企业评价】

评价维度	评价项目及标准	1	2	3	4	5	6	7
知识	掌握风疹传播途径、预防措施，对风疹幼儿进行预防照护							
技能	能正确进行风疹健康宣教，能对风疹感染者进行分类管理及相关照护							
情感	对婴幼儿有耐心、细心，具有团队协作意识							

任务小结

风疹是由风疹病毒引起的急性传染病，主要通过飞沫经呼吸道传播，属于丙类传染病，主要表现为发热(程度不一)、皮疹、耳后及枕部淋巴结肿大，一般病程短，症状轻，大多数预后良好，好发于冬春季节。风疹的皮疹消退后不留色素沉着、脱屑和疤痕。作为托育机构服务人员一旦发现疑似风疹婴幼儿要及时就医送诊，同时要对该机构进行空气消毒，保持室内通风，有密切接触的婴幼儿应及时进行隔离，注意观察；佩戴好口罩，勤洗手，加强托育机构人员的体温监测。

任务三

幼儿急疹

任务描述

幼儿急疹是人类疱疹病毒6型(HHV-6)、7型(HHV-7)引起的儿科常见急性出疹性传染病，出疹前多持续高热，极易与其他婴幼儿常见疾病相混淆，且持续高热给患儿及家属带来恐慌。幼儿急疹通过唾液飞溅而传播，不如麻疹传染力强。

工作表单

工作表单1

材料学习

人类疱疹病毒(HHV)与血液系统	病毒经口鼻黏膜和眼结合膜侵入，局部增殖后入血，形成病毒血症，导致高热、皮疹、咽痛等症状。
人类疱疹病毒与免疫系统	HHV主要侵犯$CD4^{+}$T细胞，HHV-6还能感染$CD8^{+}$T细胞，出现淋巴结肿大。HHV-6与HHV-7的特异性免疫无交叉保护作用。
人类疱疹病毒与神经系统	HHV可以透过血脑屏障侵犯神经系统，导致出现惊厥、意识障碍和脑炎。

在幼儿急疹中，婴幼儿会出现脑炎表现吗?

工作表单2

材料学习：病原体特点及理化因素

人类疱疹病毒6型和7型是导致本病发生的主要病原体。该病毒在外界抵抗力弱，对热敏感，56℃加热30分钟能灭活，过氧乙酸、高锰酸钾以及含氯消毒剂均能灭活病毒。

带状疱疹是由人类疱疹病毒哪一型引起的?

学习支持

幼儿急疹又称婴儿玫瑰疹，是常见于婴幼儿的急性出疹性传染病。临床特征为高热3~5天，热退出疹，如无并发症可很快痊愈。多见于6~18月小儿，3岁后少见，春秋两季发病较多，无男女性别差异。

一、流行病学

1.传染源

主要是患者或隐性感染者。

2.传播途径

(1)主要经空气飞沫传播，通过近距离交谈、咳嗽、打喷嚏等方式传播。

(2)经消化道传播，通过“污染物—手—口”途径传播。

(3)经母婴传播，病毒可通过胎盘传给胎儿。(少见)

3.人群易感性

普遍易感，多见于6~18月的小儿。1岁以下占主要比例；3岁以后少见，感染后可以获得持久免疫。但HHV-6与HHV-7之间无交叉免疫性。

二、发病机制

已知两种病毒的主要靶细胞是$CD4^+$T淋巴细胞，HHV-6还能感染$CD8^+$T淋巴细胞、自然杀伤细胞、神经胶质细胞等免疫细胞。病毒经口鼻黏膜和眼结合膜侵入，局部增殖后入血，进而影响免疫系统功能，并形成高水平病毒血症；HHV-6特异性IgM抗体在病后第5~7天出现，2个月内消失；特异性IgG出现稍晚，但长期存在。[①]

三、临床表现

HHV-6相关性幼儿急疹潜伏期一般为7~14天，平均10天。临床经过如下：

1.前驱期

通常无症状。也可有少量流涕、轻微咽部和眼结膜充血。体检可能会发现颈部淋巴结轻度肿大和轻度眼睑水肿。

2.发热期

常突起高热，体温可达40℃(平均39℃)，持续3~5天。伴随症状(食欲减退、轻咳、不安或激惹)和体征(咽部、扁桃体轻度充血和头颈部浅表淋巴结轻度肿大)轻微，与高热不相称。高热初期可伴惊厥，发生率为5%~10%。

---

① 张小来.传染病护理[M].2版.北京：人民卫生出版社，2018.

3.出疹期

典型病例在发热第3~5天,体温骤退,少数在24~36小时内缓退,在退热同时或稍后出现皮疹,为玫瑰色斑疹或斑丘疹(直径2~5mm),1~2天内很快消退,无色素沉着和脱屑。

HHV-7相关性幼儿急疹与HHV-6感染相比稍有差别,发病年龄要大一些,平均热度稍低,热程稍短,也可发生热性惊厥,有并发偏瘫的报道。

四、健康教育及预防

尚无特异性预防措施。由于本病临床经过和预后大多良好,一般无须抗病毒治疗,主要是对症处理,积极退热,避免高热惊厥,可采用清热解毒的中药辅助治疗。注意休息,隔离消毒,避免交叉感染。保证液量,多饮水,给予容易消化的食物。本病预后良好,很少有严重并发症发生。

1.日常护理

幼儿急疹流行期间,要多注意让婴幼儿充分休息,尽量少带或不带婴幼儿出门,避免交叉感染。让婴幼儿多喝水,并注意保持房间的空气流通。

2.皮肤护理

被子不能盖得太厚太多,不利于皮肤散热。注意婴幼儿的皮肤要保持清洁卫生,经常擦拭婴幼儿身上的汗渍,汗多者不建议出门。

3.饮食调理

如果还在母乳喂养,那么此时不可断乳,可以在母乳喂养间隔期,给婴幼儿喂一些水。如果婴幼儿已经能够吃辅食,那么除了喝果汁外,还可以选择一些易消化、流质的食物。在婴幼儿出疹期间,可以增加对维生素C和维生素B的补充,帮助婴幼儿提高自身的免疫力。

4.托育人员日常预防照护要点

(1)正确佩戴医用外科防护口罩,4小时一换。

(2)接触前后应清洁双手(七步洗手法)。

(3)保持房间干净整洁,加强通风。

(4)流行季节避免到人群密集的地方,避免接触幼儿急疹患者。

(5)采取适宜的喂养方式并加强营养支持,增强婴幼儿自身免疫力。每餐以粮谷类食物为主(如大米、面包、土豆等),多吃新鲜水果、蔬菜和薯类;每天吃适量肉类、鱼类、蛋类和奶类;注意添加糖、脂肪油脂类食物(不添加高脂饮食,避免导致腹泻可能)。

(6)耐心细致,多抚摸、搂抱患儿,给予其心理感情支持。

任务评价

【学习评价】

主题	内容	优秀	良好	一般	较差	很差
学习态度	能准时参加全部课程，按时提交作业，及时查阅教师上传的学习材料	5	4	3	2	1
专业知识	掌握传播途径、预防措施、照护要点	5	4	3	2	1
研讨精神	积极参与讨论，对其他人的发言能提出合理的分析和见解	5	4	3	2	1
团队协作	能很好地融入课堂小组讨论，共同推进学习进程	5	4	3	2	1
沟通交流	能够清晰准确地表达自己的观点，与他人交流时态度、语气恰当	5	4	3	2	1
人文素养	能够关注医学人文知识，有意识地树立职业精神	5	4	3	2	1
信息素养	会检索常见的医学专业文献数据库，主动阅读医学文献	5	4	3	2	1
实践应用	能对患儿进行分类照护，对患儿的房间及用物杀菌消毒处理	5	4	3	2	1
自我小结						

【企业评价】

评价维度	评价项目及标准	1	2	3	4	5	6	7
知识	掌握幼儿急疹传播途径、预防措施							
技能	能正确进行幼儿急疹健康宣教，能对幼儿急疹感染者进行分类管理及相关照护							
情感	对婴幼儿有耐心、细心，具有团队协作意识							

任务小结

幼儿急疹也称为婴儿玫瑰疹，是一种临床综合征，起病急，突发高热，体温39℃以上，热退疹出，病情预后较好，不留后遗症。该病在日常管理上让患儿注意休息，多饮水，监测体温，多多安抚患儿情绪，给予更多的关注、支持和陪伴。

任务四

流行性脑脊髓膜炎

任务描述

流行性脑脊髓膜炎，简称流脑，是由脑膜炎球菌引起的急性化脓性脑膜炎。临床上主要表现为突发高热、头痛、呕吐、皮肤黏膜瘀点瘀斑、脑膜刺激征；严重者可出现感染性休克及脑实质损害，死亡率较高。我国自1985年开展A群疫苗接种之后，发病率已逐年下降。

工作表单

工作表单1

小组讨论

流脑开始于16世纪初，是一种常见的死亡率很高的传染病。本病常以地方性流行的方式在世界范围内发生。本病流行有明显季节性，冬春季多发，2~4月为高峰。每8~10年有1次流行高峰。我国流行菌株为A群（95%以上），自1985年开展A群疫苗接种之后，未再出现全国性大流行。近几年来B群和C群感染有增多趋势。

大家了解流行性脑脊髓膜炎的由来吗？本病的流行情况是怎样的？

工作表单2

材料学习

1. 流脑与血液系统

病毒经口鼻黏膜和眼结合膜侵入，局部增殖后入血，形成菌血症或败血症，并释放内毒素。

2. 流脑与免疫系统

脑膜炎球菌能产生一种胞外酶，即IgA蛋白酶，能裂解IgA，破坏机体免疫功能。

3.流脑与神经系统

脑膜炎球菌可以透过血脑屏障侵犯脑脊髓膜，形成化脓性脑膜炎。

在流行性脑脊髓膜炎中出现皮疹是什么原因导致的？

工作表单3

材料学习：流脑病原体特点及理化因素

目前发现本菌有13种血清亚型，导致人体发病主要是A群、B群、C群。此菌在体外生存能力极弱，对寒冷、热、干燥及常用消毒剂均敏感，且可产生自溶酶，在体外易溶解死亡，故标本采集后须注意保暖并及时送检。

Nm常用的消毒方法有哪些？

学习支持

流行性脑脊髓膜炎简称流脑，此病遍布全球，在儿童中多见，多数通过呼吸道传播，是一种急性传染病。如果能及时发现进行诊治，预后较好，多能治愈。

一、流行病学

1.传染源

主要是患者和带菌者。患者从潜伏期末至发病后10日均有传染性；以隐性感染者为多见。

2.传播途径

（1）主要经空气飞沫传播，通过近距离交谈、咳嗽、打喷嚏等方式传播。

（2）婴幼儿可通过密切接触如亲吻、同睡、怀抱、哺乳等传播。

3.人群易感性

人群普遍易感，以5岁以下婴幼儿，尤其是6个月至2岁婴幼儿发病率最高。感染后可产生持久免疫力。

二、发病机制

脑膜炎球菌自鼻咽部入侵进行繁殖，少数引起上呼吸道感染症状，大多成为无症状带菌者；人体免疫力明显低下或细菌毒力过强时，细菌从鼻咽部侵入血液，形成菌血症或败血症，再突破血脑屏障侵犯脑脊髓膜，形成化脓性脑膜炎，引起颅内压升高和脑膜刺激征，形成脑疝、呼吸衰竭甚至死亡，称为暴发型流脑脑膜脑炎型。

有败血症时，细菌在血液中繁殖并释放内毒素，出现皮肤黏膜瘀点、瘀斑。若产生大量内毒素引起急性微循环障碍、感染性休克和弥散性血管内凝血，导致皮肤与内脏血管的广泛损害，临床上表现为休克和皮肤大片瘀斑，称为暴发型流脑休克型。

三、临床表现

潜伏期为1~10天，一般为2~3天。按临床表现不同分为以下类型：

1. 普通型①

占全部病例的90%以上。

（1）前驱期（上呼吸道感染期）。主要表现为低热、咽痛、咳嗽及鼻塞等上呼吸道感染症状，持续1~2天。

（2）败血症期。突发高热（40℃左右）、寒战、头痛及精神萎靡等毒血症表现，婴幼儿常有烦躁不安、哭闹、拒食及惊厥等表现。此期重要体征是皮肤黏膜瘀点、瘀斑，初为鲜红色，后呈紫红色，迅速增多并融合，中央呈紫黑色坏死或大疱；少数患者有脾大；持续1~2天后进入脑膜炎期。

（3）脑膜炎期。婴幼儿由于颅缝及囟门未闭，临床表现不典型，可有咳嗽、拒食、呕吐、腹泻、烦躁、尖叫、惊厥及囟门隆起等，脑膜刺激征不明显，通常在2~5天后进入恢复期。

（4）恢复期。经治疗后，患者体温逐渐恢复至正常，皮肤瘀点、瘀斑逐渐消失，大瘀斑中央坏死处形成溃疡，以后结痂愈合；其他症状逐渐好转，神经系统检查恢复正常，一般在1~3周内痊愈。

2. 暴发型

多见于婴幼儿。起病急，进展快，病势凶险，病死率高，如不及时抢救，24小时内危及生命。临床上分为以下三型：

（1）休克型。以感染性休克和广泛皮肤黏膜出血为突出表现。起病急骤，数小时后即出现体温下降，精神萎靡，意识障碍，甚至惊厥及抽搐。全身皮肤黏膜出现广泛瘀点、瘀斑，并迅速融合，面色苍白，四肢厥冷，皮肤花斑，脉搏细速或触不到，血压下降甚至测不出，大多无脑膜刺激征。

---

① 吴光煜.传染病护理学[M].北京:北京大学医学出版社,2014.

(2)脑膜脑炎型。主要表现为脑膜及脑实质损害，常于1~2天内出现严重中枢神经系统症状。突出表现为意识障碍迅速加深，颅压增高及脑疝征象，可迅速出现昏迷，反复惊厥，严重者出现瞳孔改变、呼吸异常等脑疝征象。

(3)混合型。为本病最严重类型，以上两型同时或先后出现，病死率极高。

3.轻型

多见于流行后期，症状轻微，仅有低热、轻微头痛及咽痛等上呼吸道感染症状，皮肤黏膜可有散在细小瘀点，无瘀斑，脑膜刺激征阴性，脑脊液多无明显变化。

四、健康教育及预防

1.控制传染源和切断传播途径

及时发现患儿，就地送医隔离治疗至症状消失后3天，一般不少于病后7天。密切接触者应医学观察7天。做好托育机构环境卫生，做好消毒工作，保持室内通风。尽量避免婴幼儿到人多拥挤的公共场所，外出应戴口罩。

2.疫苗接种

我国儿童基础免疫为2剂A群流脑疫苗，于6~18月龄接种2剂，间隔不少于3个月；于3周岁和6周岁分别加强免疫接种A+C群流脑疫苗。第3剂与第2剂间隔不少于1年；第4剂与第3剂间隔不少于3年。

3.日常预防照护要点

(1)注意个人卫生，勤洗手，认真刷牙，保持室内整洁，多开窗通风。

(2)加强户外活动和耐寒锻炼，保证充足休息。

(3)患儿应注意膳食多样化、营养均衡，宜进低脂、高蛋白、高纤维膳食，如小米、胡萝卜。忌食辛辣刺激性食物。

(4)流行期间加强卫生宣传。应尽量避免大型集会或集体活动，尽量避免婴幼儿到公共场所；外出应戴口罩；同时加强锻炼，提高机体抵抗力。

(5)流行期间应重点宣讲流脑的基本知识，提醒托育机构在冬春季节注意小儿感冒症状，尤其是高热、头痛、呕吐、颈项强直、皮肤瘀点等症状，应及时就诊。

任务评价

【学习评价】

主题	内容	优秀	良好	一般	较差	很差
学习态度	能准时参加全部课程，按时提交作业，及时查阅教师上传的学习材料	5	4	3	2	1
专业知识	掌握传播途径、预防措施、照护要点	5	4	3	2	1

续表

主题	内容	优秀	良好	一般	较差	很差
研讨精神	积极参与讨论，对其他人的发言能提出合理的分析和见解	5	4	3	2	1
团队协作	能很好地融入课堂小组讨论，共同推进学习进程	5	4	3	2	1
沟通交流	能够清晰准确地表达自己的观点，与他人交流时态度、语气恰当	5	4	3	2	1
人文素养	能够关注医学人文知识，有意识地树立职业精神	5	4	3	2	1
信息素养	会检索常见的医学专业文献数据库，主动阅读医学文献	5	4	3	2	1
实践应用	能对患儿进行分类照护，对患儿的房间及用物杀菌消毒处理	5	4	3	2	1
自我小结						

【企业评价】

评价维度	评价项目及标准	1	2	3	4	5	6	7
知识	掌握流行性脑脊髓膜炎传播途径、预防措施、对流行性脑脊髓膜炎患儿进行预防照护							
技能	能正确进行流行性脑脊髓膜炎健康宣教，能对流行性脑脊髓膜炎患儿进行分类管理及相关照护							
情感	对婴幼儿有耐心、细心，具有团队协作意识							

任务小结

流行性脑脊髓膜炎是由脑膜炎球菌引起的化脓性脑膜炎，主要表现为突发高热、剧烈头痛、皮肤瘀点瘀斑等。好发于冬春季节，主要通过飞沫呼吸道传播，经过及时治疗预后良好，多能治愈，并发症和后遗症少见。针对此病的预防，照护人员在日常生活中要培养婴幼儿良好的个人卫生习惯，勤洗手，勤开窗通风，在流行期间如发现婴幼儿出现发热、呕吐、瘀点瘀斑、头痛等症状，应及时就医。

任务五

结核性脑膜炎

任务描述

结核性脑膜炎是由结核分枝杆菌(MTB)侵犯中枢神经系统引起的脑膜非化脓性炎症,常继发于粟粒性结核或其他脏器结核病变。在小儿结核病中死亡率和致残率最高,一般多在原发结核感染后3个月至1年内发病,多见于1~3岁的幼儿。

工作表单

工作表单1

小组讨论

我国结核病防治服务体系逐步强化,诊断新技术、新工具逐步推广应用,全国发病率稳步下降,结核病死亡率是2.1/10万,与发达国家处于同一水平。患者的成功治疗率也保持在90%以上。

目前我国已经实行对传染性肺结核病人进行免费检查和免费抗结核药物治疗,病人可到所在地的结核病防治机构接受免费检查和治疗。

结核性脑膜炎是小儿好发的传染病,死亡率高,预防是重点。

目前我国结核病的概况是怎样的?

工作表单2

材料学习

MTB与血液系统	结核性脑膜炎常为全身性粟粒性结核病的一部分,通过血行播散而来。
MTB与神经系统	MTB通过血脑屏障,引起脑膜组织充血、水肿、炎性渗出,并形成许多结核结节,严重者导致脑疝,呼吸暂停死亡或引起脑组织梗死、缺血、软化而致偏瘫。

结核性脑膜炎可以导致婴幼儿发生死亡吗?

工作表单3

材料学习:MTB病原体特点及理化因素

MTB抵抗力较强,在寒冷、干燥环境中容易生存,耐酸、碱,可以存活在患者的痰液中,排出后在外界存活时间为8~10天。

有下列几种消毒方式:加强通风,每次30分钟;紫外线灯照射,每天2次,每次1小时;用含氯消毒剂、过氧乙酸、过氧化氢等化学消毒剂进行杀菌。患者咳吐的痰液要用纸包裹并进行焚烧。

MTB可以通过空气飞沫进行呼吸道传播吗?

学习支持

结核性脑膜炎简称结脑,是小儿结核病中死亡率最高的结核病。此病是由结核分枝杆菌引起的非化脓性脑膜炎。其主要临床特征为高热、性格改变、脑膜刺激征,严重者容易导致脑疝、呼吸衰竭死亡或者留下严重后遗症。好发于春冬季节。

一、流行病学

1.传染源

主要是排菌的结核患者。

2.传播途径

(1)主要经空气飞沫传播,通过近距离交谈、咳嗽咳痰、打喷嚏等方式传播。

(2)经血液传播,通过破损皮肤黏膜直接或间接接触患儿血液传播。

(3)经母婴传播,结核分枝杆菌通过胎盘由母亲传给胎儿。(少见)

3.人群易感性

普遍易感,好发于3岁以下婴幼儿,多从血形播散性肺结核发展而来。好发于冬春季。

二、发病机制

结脑常为全身性粟粒性结核病的一部分，通过血行播散而来。婴幼儿中枢神经系统发育不成熟、血脑屏障功能不完善、免疫力低下与本病的发生密切相关。严重者可引起脑组织梗死、缺血、软化而致偏瘫；炎症亦可蔓延至脑实质、室管膜、脉络丛、脊髓等，出现相应症状。

三、临床表现

起病较缓慢，病程大致可分为以下3期：

1. 早期（前驱期）

1~2周，主要症状为患儿性格改变，如少言、懒动、易倦、烦躁易怒等，可有发热、食欲缺乏、盗汗、消瘦、呕吐、便秘等。年长患儿可自诉头痛，但多轻微或非持续性，婴儿则表现为蹙眉皱额、凝视、嗜睡或发育迟滞等。

2. 中期（脑膜刺激期）

1~2周，因颅内压增高致剧烈头痛、喷射性呕吐、嗜睡或烦躁不安、惊厥等。出现明显脑膜刺激征，颈项强直，克尼格征、布鲁辛斯基征阳性。婴儿则表现为前囟膨隆、颅缝裂开。可出现脑神经障碍，最常见的为面神经瘫痪，其次为动眼神经和展神经瘫痪。部分患儿出现脑炎体征，如定向、运动和（或）语言障碍。

3. 晚期（昏迷期）

1~3周，上述症状逐渐加重，由意识模糊、浅昏迷继而发展到昏迷。阵挛性或强直性惊厥频繁发作。患儿极度消瘦，呈舟状腹。常出现水、电解质代谢紊乱。最终因颅内压急剧增高导致脑疝，致使呼吸及心血管运动中枢麻痹而死亡。

四、健康教育及预防

预防结脑最基本的办法是防止小儿受到结核感染，有效措施如下：

1. 必须做好卡介苗（BCG）初种及复种工作

有效的BCG接种可防止或减少结脑的发生。根据临床观察，多数患儿虽出生时接种过，但未定期复种，从而导致容易发生结脑。因此新生儿接种BCG及以后的复种工作，不容忽视。

2. 早期发现并积极治疗传染源

早期发现成人结核病患者，尤其在和婴幼儿密切接触的人员中，如父母、托育机构的保育员及教师，做好防结核工作，加强成人结核的管理和治疗。

3. 提高小儿机体抵抗力

正确喂养，合理的生活作息和坚持计划免疫以提高身体抵抗力，减少结核病发生。

4. 早期发现及彻底治疗小儿原发性结核病

早期及彻底治愈小儿原发性结核病，可大大减少结脑的发生，应用异烟肼(INH)进行化学预防对防止结脑有实际意义。

5. 日常预防照护要点

(1)正确佩戴医用外科防护口罩，勤洗手。

(2)结脑患儿应绝对卧床休息，保持病室清洁、整齐、安静、光线柔和，注意通风，护理操作尽量集中进行，避免多次搬动患儿颈部或突然变换体位。

(3)鼓励多饮水，少量多餐，给予高热量、高蛋白、高维生素及高钙饮食，保持大便通畅，便秘者给予甘露醇以防腹压增高造成颅内压的波动出现脑疝。

(4)在流行期间托育机构一旦发现疑似患儿，要及时就医。在此过程中要耐心细致，多抚摸、搂抱患儿，给予其心理感情支持。

(5)对留有后遗症的患儿，帮助其瘫痪肢体进行理疗、被动活动等功能锻炼，促进肢体功能恢复。对失语和智力障碍者，进行语言训练和适当教育。

任务评价

【学习评价】

主题	内容	优秀	良好	一般	较差	很差
学习态度	能准时参加全部课程，按时提交作业，及时查阅教师上传的学习材料	5	4	3	2	1
专业知识	掌握传播途径、预防措施、照护要点	5	4	3	2	1
研讨精神	积极参与讨论，对其他人的发言能提出合理的分析和见解	5	4	3	2	1
团队协作	能很好地融入课堂小组讨论，共同推进学习进程	5	4	3	2	1
沟通交流	能够清晰准确地表达自己的观点，与他人交流时态度、语气恰当	5	4	3	2	1
人文素养	能够关注医学人文知识，有意识地树立职业精神	5	4	3	2	1
信息素养	会检索常见的医学专业文献数据库，主动阅读医学文献	5	4	3	2	1
实践应用	能对患儿进行分类照护，对患儿的房间及用物杀菌消毒处理	5	4	3	2	1
自我小结						

【企业评价】

评价维度	评价项目及标准	1	2	3	4	5	6	7
知识	掌握结核性脑膜炎传播途径、预防措施							
技能	能正确进行结核性脑膜炎健康宣教，能对结核性脑膜炎感染者进行分类管理及相关照护							
情感	对婴幼儿有耐心、细心，具有团队协作意识							

任务小结

结核性脑膜炎的发病约占全身性结核病的6%。起病一般较隐匿，慢性病程。所以在流行期间，在对婴幼儿照护过程中，若出现疑似症状应立即及时就诊。延误治疗会导致死亡或者严重后遗症，托育机构应高度重视。

任务六

猩红热

任务描述

猩红热是由A组溶血性链球菌(GABHS,亦称化脓链球菌)感染引起的急性呼吸道传染病。患者多为1~7岁的幼儿。主要症状是发热、咽痛,由头颈到躯干四肢,皮肤上依次出现小点状红疹,口周围苍白,舌呈草莓状。少数婴幼儿患者会发生心内膜炎、急性肾小球肾炎的变态反应疾病。

工作表单

工作表单

材料学习:GABHS与血液系统

1.GABHS可以释放溶血素,溶解红细胞,损伤中性粒细胞、血小板及心肌等组织细胞。

2.释放外毒素(红疹毒素)导致毒血症和皮疹。

3.释放链激酶,引起溶解血块或阻止血浆凝固,有利于细菌在组织内扩散。

GABHS病原体特点及理化因素

在环境中生存力较强,可寄居在人体口咽部,在痰液及脓液中可生存数周,但对热和干燥的抵抗力较弱,60℃加热30分钟及一般化学消毒剂均可将其杀灭。

猩红热出现皮疹的根本病因是什么?

漂白粉可以杀死A组溶血性链球菌吗?

学习支持

猩红热患儿多数都是学龄前儿童。该疾病患儿临床中会有发热，全身弥漫性鲜红皮疹。患儿有明显的不良反应出现，心肾等器官会受到损害，在春季和冬季发病率比较高。

一、流行病学

1.传染源

主要是猩红热患者和带菌者。

2.传播途径

（1）主要经空气飞沫传播，通过近距离交谈、咳嗽、咳痰、打喷嚏等方式传播。

（2）可经直接密切接触传播，集体机构及家庭是疾病传播的重要场所。

（3）亦可经消化道传播，通过污染玩具、生活用品和食物等“手—口”传播。

（4）也可以通过皮肤伤口或产道等传播，称为“外科型”或“产科型”猩红热。

3.人群易感性

人群都易感染，感染后人体可以产生抗菌免疫和抗毒免疫。好发于冬春季。多见于学龄前儿童。近数十年来，本病在国内流行日趋缓和，病情渐趋轻症化。

二、发病机制

1.化脓性病变

病原体通过M蛋白黏附于咽部黏膜使局部产生炎性变化，咽部和扁桃体红肿，表面被覆炎性渗出物，可有溃疡形成。细菌从局部经淋巴间隙进入附近组织，引起扁桃体周围脓肿、鼻旁窦炎、中耳炎、乳突炎、颈部淋巴结炎、蜂窝织炎等，少数重症患者细菌侵入血液，出现败血症及迁徙性化脓病灶。

2.中毒性病变

红疹毒素自局部进入血液循环后，引起发热、头痛、皮疹等全身中毒症状。皮肤充血、水肿、白细胞浸润，形成典型的猩红热样皮疹。最后表皮死亡脱落。黏膜充血，有时呈点状出血，形成黏膜疹。

3.变态反应性病变

部分患者在病期第2~3周时出现心、肾、滑膜组织等处的非化脓性炎症。心脏受累可出现心肌炎、心包炎和心内膜炎，其发生机制可能是链球菌的酶使心脏释放自身抗原，导致自身免疫。多发性关节炎可能是链球菌的抗原与特异性抗体结合形成免疫复合物引起的。肾小球肾炎的发生可能为抗原抗体复合物沉积于肾小球引起的。

三、临床表现

本病潜伏期通常为1~7日。典型病例起病急骤，发热、咽峡炎，次日出现典型皮疹，构成猩红热三大特征性表现。

1. 普通型

(1)发热。多为持续性，可达39℃左右，伴有头痛、全身不适、食欲缺乏等一般中毒症状。发热的高低及热程均与皮疹的多寡及其消长相一致。自然病程约为1周。

(2)咽峡炎。表现有咽痛、吞咽痛，局部充血并可覆有脓性渗出物。腭部可见充血或出血性黏膜疹，可先于皮疹出现。

(3)皮疹。发热后第2日开始发疹，始于耳后、颈及上胸部，24小时内迅速延至全身。典型皮疹是在弥漫性充血的皮肤上出现分布均匀的针尖大小的丘疹，称为“粟粒疹”。严重者可表现为出血性皮疹。在皮肤皱褶处，皮疹密集或因摩擦出血而呈紫红色线状，称为“帕氏线”。在颜面部仅有充血而无皮疹，口鼻周围充血不明显，与面部充血相比显得发白，称为“口周苍白圈”。发疹同时，舌充血红肿、乳头肥大，突发于灰白色舌苔上，称为“草莓舌”。第3日起，舌苔开始剥落，约1周舌苔尽消，舌面呈深红色，表面浸润发亮或干燥，有裂纹，乳头粗大突起，称“杨梅舌”。皮疹多于48小时达高峰，依出疹顺序开始消退，2~3日内退尽，重者可持续1周。疹退后皮肤开始脱屑，皮疹越多、越密，脱屑越明显。以粟粒疹为重，多呈片状脱皮，面部及躯干常为糠屑状，手、足、掌、指(趾)处由于角质层较厚，片状脱皮常完整，呈手指或足趾套状。

2. 其他类型

(1)轻型。近年多见。表现为轻至中等程度发热，咽峡炎轻微，皮疹亦轻且仅见于躯干部，疹退后脱屑不明显。病程短，但仍有发生变态反应并发症的可能。

(2)中毒型。中毒症状明显，可出现中毒性心肌炎、中毒性肝炎及中毒性休克等。近年少见。

(3)脓毒型。主要表现为咽部严重的化脓性炎症、坏死及溃疡，常可波及邻近组织，引起颈淋巴结炎、中耳炎和鼻旁窦炎等；亦可侵入血液循环引起败血症及迁徙性化脓性病灶。罕见。

(4)外科型/产科型。病原菌经伤口或产道侵入而致病。无咽峡炎，皮疹始于伤口或产道周围，然后蔓延至全身，中毒症状较轻。

四、健康教育及预防

托育机构内有本病流行时，对有咽峡炎或扁桃体炎的疑似患儿，亦应按猩红热隔离就诊。

日常预防照护要点如下：

(1)流行期间应避免到人群密集的公共场所活动，要勤洗手(七步洗手法)，正确佩戴医用外科防护口罩，注意个人防护。

(2)房间应注意通风换气，充分利用日光照射，衣被经常洗晒，鼻咽分泌物、痰液要吐在纸内烧毁，用过或接触过的东西，应用0.5%苯酚溶液处理。

(3)对婴幼儿的饮食照护：饮食应清淡，宜食高糖、高蛋白质的流食。①伴有咽峡炎的患儿，在进食时可能伴有疼痛，给予软食或流质饮食，如牛奶、豆浆、蛋花汤、鸡蛋羹等；②恢复期应逐渐过渡到高蛋白、高糖的半流质饮食，如鸡肉泥、虾泥、肝泥、菜粥等；③病情好转可改为软食，但仍应给予少油腻及无辛辣刺激的食物；④高热注意补充水分、饮料、果蔬；⑤合并急性肾炎，应给少盐、低蛋白质、半流质饮食。

任务评价

【学习评价】

主题	内容	优秀	良好	一般	较差	很差
学习态度	能准时参加全部课程，按时提交作业，及时查阅教师上传的学习材料	5	4	3	2	1
专业知识	掌握传播途径、预防措施、照护要点	5	4	3	2	1
研讨精神	积极参与讨论，对其他人的发言能提出合理的分析和见解	5	4	3	2	1
团队协作	能很好地融入课堂小组讨论，共同推进学习进程	5	4	3	2	1
沟通交流	能够清晰准确地表达自己的观点，与他人交流时态度、语气恰当	5	4	3	2	1
人文素养	能够关注医学人文知识，有意识地树立职业精神	5	4	3	2	1
信息素养	会检索常见的医学专业文献数据库，主动阅读医学文献	5	4	3	2	1
实践应用	能对患儿进行分类照护，对患儿的房间及用物杀菌消毒处理	5	4	3	2	1
自我小结						

【企业评价】

评价维度	评价项目及标准	1	2	3	4	5	6	7
知识	掌握猩红热传播途径、预防措施							
技能	能正确进行猩红热健康宣教，能对猩红热感染者进行分类管理及相关照护							
情感	对婴幼儿有耐心、细心，具有团队协作意识							

任务小结

猩红热是一种急性呼吸道传染病，主要临床症状为发热、咽喉肿痛，全身皮疹，可伴有瘙痒、脱屑。常好发于冬春季节，感染后获得短暂免疫力。在本病流行期间，家中或者托育机构需要经常开窗通风换气，避免到人口密集的公共场所活动，保持婴幼儿口腔卫生。若托育机构发现有幼儿患病，应痊愈后方可返回。

任务七

小儿流行性感冒

任务描述

小儿流行性感冒主要指发生于婴幼儿的流行性感冒（简称流感），是流行性感冒病毒引起的常见急性呼吸道传染病，传播力强，常呈地方性流行。当人群对新的流感病毒变异株尚缺乏免疫力时，可酿成世界性大流行。其特点为突然发生、迅速传播，主要临床表现为突发高热，头痛、全身酸痛、乏力及呼吸道炎症，咳嗽、咽痛等。3岁以内的婴幼儿由于免疫系统尚未发育成熟，更容易患流感而导致并发肺部感染，所以防治工作不容忽视。

工作表单

工作表单1

小组讨论

流感病毒传播速度快，且病毒容易发生变异，每年都会发生不同规模的流行，极易引起暴发和流行，是造成全球人类发病和死亡的重要原因。据世界卫生组织（WHO）数据显示，全球每年流感病例为6亿~12亿人，随着气候、环境的恶化及病原变化等其他因素影响，近年来中国流行性感冒发病率大致呈上升趋势。在1918—1919年的大流行中，全世界有2000万~4000万人死于流感；据国家疾病预防控制局数据显示，2012—2018年我国流行性感冒发病及死亡人数整体呈现上升趋势，其中2019年1—8月中国流行性感冒发病数为205.46万例，比2018年全年增加了约128.94万例；流感死亡人数为280人，比2018年全年增加了127人。

流感会造成死亡吗？

工作表单2

材料学习

流感病毒与呼吸系统	病变主要损害呼吸道上部和中部黏膜，一般不破坏呼吸道基底膜，不引起病毒血症；可以使大量呼吸道纤毛上皮细胞受染，发生变性、坏死和脱落，产生炎症反应，从而出现发热、头痛、肌痛等全身症状。
流感病毒与肺组织	流感病毒还可以使支气管和细支气管细胞广泛坏死，伴随纤毛上皮细胞脱落、纤维蛋白渗出、炎症细胞浸润、透明膜形成、肺泡和支气管上皮细胞充血及间质水肿等病变。后期可有弥漫性肺泡损害，甚至肺组织广泛纤维化改变。

流感病毒在结构上主要是由哪两部分组成？

工作表单3

材料学习：流感病毒病原体特点及理化因素

流感病毒不耐热，56℃加热30分钟即丧失致病力，100℃加热1分钟即灭活。干燥、紫外线，以及乙醚、甲醛、过氧乙酸等常用化学消毒剂均可使病毒灭活。室温下传染性很快丧失，但在0~4℃能存活数周，-70℃以下或冻干后能长期存活。

食用醋可以杀死流感病毒吗？

学习支持

流行性感冒，简称流感，是流感病毒引起的一种急性呼吸道疾病，属于丙类传染病。以冬春季多见，临床表现以高热、乏力、头痛、咳嗽、全身肌肉酸痛等全身中毒症状为主，而呼吸道症状较轻。流行性感冒按病毒类型可分为甲型流感和乙型流感，临床以甲型流感为多，且容易产生变异。

一、流行病学

1. 传染源

主要为患者，其次为隐性感染者，被感染的动物也可能是一种传染源。婴幼儿患者的排毒时间可长达2周。

2. 传播途径

(1)主要通过飞沫经呼吸道传播，发病3天内传染性最强，病毒从鼻涕、唾液、痰液中大量排出。

(2)也可通过接触被污染的手、日常用具等间接传播。传播速度和广度与人口密度有关。

3. 人群易感性

人群普遍易感，感染后获得对同型病毒免疫力，但持续时间短，各型及亚型之间无交叉免疫，可反复发病。婴幼儿感染后重症者多，病死率高，5个月以下婴儿较少感染。

二、发病机制

流感病毒通常依靠血凝素(HA)与呼吸道表面纤毛柱状上皮细胞的特殊受体结合而进入细胞，在细胞内进行复制。在HA的协助下新的病毒颗粒被不断释放并播散，继续感染其他细胞，产生炎症反应，从而出现发热、头痛、肌痛等全身症状。单纯流感病变主要损害呼吸道上部和中部黏膜，一般不破坏呼吸道基底膜，不引起病毒血症。

三、临床表现

潜伏期通常为1~3天(短则数小时，长则4天)，可分为不同临床类型。

1. 典型流感(最常见)

起病急，前驱期可出现乏力、高热、寒战、头痛、全身酸痛等全身中毒症状，但体征较轻，可伴或不伴流涕咽痛、干咳等局部症状。中毒症状与发热程度有关。查体可见急性面容，结膜及咽部充血，可有口腔黏膜疱疹。肺部可闻及干啰音。病程4~7天，咳嗽和乏力可持续数周。

2. 轻型流感

急性起病，轻或中度发热，全身及呼吸道症状轻，2~3天内自愈。

3. 肺炎型流感

多见于婴幼儿、老年人、慢性病患者及免疫力低下者。患病初类似典型流感症状，1天后病情迅速加重，出现高热、咳嗽，呼吸困难及发绀，可伴有心、肝、肾衰竭。体检双肺遍及干、湿啰音或哮鸣音，呼吸音粗，但无肺实变体征。痰细菌培养阴性，抗生素治疗无效。多于5~10天内发生呼吸循环衰竭，预后较差。

4.其他类型

流感流行期间，患者除流感的症状体征，还伴其他肺外表现，特殊类型主要有以下几种：胃肠型伴呕吐、腹泻等消化道症状；脑膜脑炎型表现为意识障碍、脑膜刺激征等神经系统症状；若病变累及心肌、心包，分别为心肌炎型和心包炎型；此外，还有以横纹肌溶解为主要表现的肌炎型，仅见于婴幼儿。

四、健康教育及预防

预防小儿流感的基本措施是接种疫苗。为获得稳定的保护效果，接种应在每年流感流行前的秋季进行。亦可用药物预防。

在流感流行时，应尽可能隔离患者，加强环境消毒，减少公众集会及集体娱乐活动，以防止疫情的进一步扩散。

日常预防照护要点：

(1)加强营养，均衡饮食，饮食宜清淡，要多食富含高蛋白、高维生素的蔬菜、水果，多食富含维生素C、维生素E及红色的食物，如西红柿、苹果、葡萄、枣、草莓、甜菜、橘子、西瓜、牛奶及鸡蛋等，预防感冒的发生。小儿不宜进食冷饮。

(2)在流行期间，正确佩戴医用外科口罩，尽量少去人口密集的地方，避免接触呼吸道感染病人。勤洗手，避免脏手接触口、眼、鼻，多喝水，及时掌握天气变化，根据天气添衣御寒。

(3)规律作息，适当运动，增强体质和免疫力。室内经常通风，勤晒被褥，保持干净清洁。

任务评价

【学习评价】

主题	内容	优秀	良好	一般	较差	很差
学习态度	能准时参加全部课程，按时提交作业，及时查阅教师上传的学习材料	5	4	3	2	1
专业知识	掌握传播途径、预防措施、照护要点	5	4	3	2	1
研讨精神	积极参与讨论，对其他人的发言能提出合理的分析和见解	5	4	3	2	1
团队协作	能很好地融入课堂小组讨论，共同推进学习进程	5	4	3	2	1
沟通交流	能够清晰准确地表达自己的观点，与他人交流时态度、语气恰当	5	4	3	2	1
人文素养	能够关注医学人文知识，有意识地树立职业精神	5	4	3	2	1

续表

主题	内容	优秀	良好	一般	较差	很差
信息素养	会检索常见的医学专业文献数据库，主动阅读医学文献	5	4	3	2	1
实践应用	能对患儿进行分类照护，对患儿的房间及用物杀菌消毒处理	5	4	3	2	1
自我小结						

【企业评价】

评价维度	评价项目及标准	1	2	3	4	5	6	7
知识	掌握流行性感冒传播途径、预防措施							
技能	能正确进行流行性感冒健康宣教，能对流行性感冒感染者进行分类管理及相关照护							
情感	对婴幼儿有耐心、细心，具有团队协作意识							

任务小结

流行性感冒是常见呼吸道传染病之一，主要由甲型流感病毒引起，容易产生变异，以全身中毒症状为主，上呼吸道症状轻，一般而言，14天可自愈。每年接种流感疫苗是预防流感最有效的措施。保持良好的个人卫生习惯，在流感流行季节，婴幼儿尽量避免去人群聚集场所，保持环境清洁和通风，增强体质和免疫力，出现呼吸道感染症状应居家休息，及早就医。

任务八

新型冠状病毒

任务描述

新型冠状病毒感染(COVID-19),是一种由新型冠状病毒(SARS-CoV-2)引起的急性呼吸道传染病,疾病名称于2023年1月由新型冠状病毒肺炎被调整为新型冠状病毒感染。儿童、孕产妇等是新型冠状病毒感染的易感人群。

工作表单

工作表单1

小组讨论

2020年2月11日,世界卫生组织总干事谭德塞在瑞士日内瓦宣布,将新型冠状病毒感染的肺炎命名为"COVID-19"。2月22日,国家卫生健康委发布通知,将"新型冠状病毒肺炎"英文名称修订为"COVID-19"。3月11日,世界卫生组织认为当前新冠肺炎疫情可被称为全球大流行。2020年1月,国家卫生健康委员会1号公告将新型冠状病毒感染的肺炎纳入《中华人民共和国传染病防治法》规定的乙类传染病,并采取甲类传染病的预防、控制措施。

大家了解新型冠状病毒感染的由来吗?

新型冠状病毒感染的流行情况是怎样的?

工作表单2

材料学习

SARS-CoV-2与肺	早期肺泡炎性细胞浸润，继而上皮细胞增生，易见血栓栓塞，肺组织灶性出血、梗死。
SARS-CoV-2与脾	脾脏缩小，出现贫血性梗死。
SARS-CoV-2与心	部分心肌细胞可见变性、坏死、充血、水肿。

除了以上信息，你还知道SARS-CoV-2可以导致哪些器官出现病变？

工作表单3

材料学习：SARS-CoV-2病原体特点及理化因素

世界卫生组织提出的“关切的变异株”有5个，分别为阿尔法、贝塔、伽马、德尔塔和奥密克戎。目前奥密克戎成为主要流行株。冠状病毒对紫外线和热较为敏感，当达到56℃的温度30分钟可有效灭活病毒。除了高温消灭病毒之外，乙醚、75%乙醇、过氧乙酸和氯仿等脂溶剂以及含氯消毒剂均可有效灭活病毒。

传染性非典型肺炎与新型冠状病毒感染的区别是什么？

学习支持

新型冠状病毒感染是一种由新型冠状病毒引起的急性呼吸道传染病。根据现有病例资料，新型冠状病毒感染以发热、干咳、乏力等为主要表现，少数患者伴有鼻塞、流涕、腹泻等上呼吸道和消化道症状。从目前收治的病例情况看，多数患者预后良好，少数患者病情危重。老年人和有慢性基础疾病者预后较差。儿童病例症状相对较轻。托育机构是婴幼儿集体生活的场所，人群集中，易导致交叉感染。

一、流行病学

1.传染源

主要是新型冠状病毒感染者。患者从潜伏期即有传染性，发病后3天内传染性最强。

2.传播途径

(1)经呼吸道飞沫传播，通过近距离交谈、咳嗽、打喷嚏等方式。

(2)通过密切接触传播，如亲吻、同睡、怀抱、哺乳等。

(3)在相对封闭的环境中经气溶胶传播。

(4)接触被病毒污染的物品后也可造成感染。

3.人群易感性

人群普遍易感，感染后或接种疫苗后可获得一定免疫力。

二、临床表现[①]

潜伏期多为 2~4 天。

主要表现为咽干、咽痛、咳嗽、发热等，发热多为中低热，部分病例亦可表现为高热，热程多不超过3天；部分患者可伴有肌肉酸痛、嗅觉味觉减退或丧失、鼻塞、流涕、腹泻、结膜炎等。少数患者病情继续发展，发热持续，并出现肺炎相关表现。重症患者多在发病5~7天后出现呼吸困难和(或)低氧血症。严重者可快速进展为急性呼吸窘迫综合征、脓毒症休克、难以纠正的代谢性酸中毒和出凝血功能障碍及多器官功能衰竭等。极少数患者还可有中枢神经系统受累等表现。

儿童感染后临床表现与成人相似，高热相对多见；部分病例症状可不典型，表现为呕吐、腹泻等消化道症状或仅表现为反应差、呼吸急促；少数可出现声音嘶哑等急性喉炎或喉气管炎表现或喘息、肺部哮鸣音，但极少出现严重呼吸窘迫；少数出现热性惊厥，极少数患儿可出现脑炎、脑膜炎、脑病甚至急性坏死性脑病、急性播散性脑脊髓膜炎、吉兰-巴雷综合征等危及生命的神经系统并发症；也可发生儿童多系统炎症综合征(MIS-C)，主要表现为发热伴皮疹、非化脓性结膜炎、黏膜炎症、低血压或休克、凝血障碍、急性消化道症状及惊厥、脑水肿等脑病表现，一旦发生，病情可在短期内急剧恶化。

三、临床分型

1.轻型

以上呼吸道感染为主要表现，如咽干、咽痛、咳嗽、发热等。

---

① 国家卫生健康委员会，国家中医药管理局.新型冠状病毒感染诊疗方案（试行第十版）[R].(2023-01-05).

2. 中型

持续高热 > 3 天或(和)咳嗽、气促等，但呼吸频率(RR) < 30 次/分、静息状态下吸空气时指氧饱和度 > 93%。影像学可见特征性新冠病毒感染肺炎表现。

3. 重型

儿童符合下列任何一条：

(1)超高热或持续高热超过 3 天；

(2)出现气促(< 2 月龄，RR≥60 次/分；2~12 月龄，RR≥50 次/分；1~5 岁，RR ≥40 次/分； > 5 岁，RR≥30 次/分)，除外发热和哭闹的影响；

(3)静息状态下，吸空气时指氧饱和度≤93%；

(4)出现鼻翼扇动、三凹征、喘鸣或喘息；

(5)出现意识障碍或惊厥；

(6)拒食或喂养困难，有脱水征。

4. 危重型

符合以下情况之一者：

(1)出现呼吸衰竭，且需要机械通气；

(2)出现休克；

(3)合并其他器官功能衰竭需 ICU 监护治疗。

四、儿童重型/危重型早期预警指标

(1)呼吸频率增快；

(2)精神反应差、嗜睡、惊厥；

(3)外周血淋巴细胞计数降低和(或)血小板减少；

(4)低(高)血糖和(或)乳酸升高；

(5)PCT、CRP、铁蛋白等炎症因子明显升高；

(6)AST、ALT、CK 明显增高；

(7)D-二聚体等凝血功能相关指标明显升高；

(8)头颅影像学有脑水肿等改变或胸部影像学显示肺部病变明显进展；

(9)有基础疾病。

五、健康教育及预防

儿童是新型冠状病毒感染的易感人群。在流行期间，托育机构做好婴幼儿日常照护显得尤其重要。日常照护注意事项如下：

(1)开园后每天对园区进行日常消毒，开窗通风。教职员工每天入园前应测体温，严格落实婴幼儿检测体温等晨午晚检制度和全日观察，异常者不得入园。

（2）教职员工和婴幼儿保持手部卫生。餐前便后，接触垃圾，抚摸动物后，及时用流动的水和肥皂或皂液等洗手，应用七步洗手法，揉搓时间不少于15秒。

（3）做好教职员工和婴幼儿因病缺勤的追访工作。执行家长接送婴幼儿不入园制度，指导家长培养婴幼儿日常卫生习惯。

（4）正确佩戴外科医用口罩。咳嗽或打喷嚏时，用纸巾、袖口或屈肘将口鼻完全遮住，并将用过的纸巾立刻扔进封闭式垃圾箱内。咳嗽或打喷嚏后，别忘了用肥皂和清水清洗双手。在公共场所，不要随意用手触摸眼睛、鼻子或嘴巴，不要随意吐痰。

（5）注意饮食卫生，将肉和蛋类彻底煮熟再食用。

（6）避免在未防护的情况下接触野生动物或养殖动物。

（7）密切关注发热、咳嗽等症状，出现疑似症状一定要及时就医。

任务评价

【学习评价】

主题	内容	优秀	良好	一般	较差	很差
学习态度	能准时参加全部课程，按时提交作业，及时查阅教师上传的学习材料	5	4	3	2	1
专业知识	掌握传播途径、预防措施、照护要点	5	4	3	2	1
研讨精神	积极参与讨论，对其他人的发言能提出合理的分析和见解	5	4	3	2	1
团队协作	能很好地融入课堂小组讨论，共同推进学习进程	5	4	3	2	1
沟通交流	能够清晰准确地表达自己的观点，与他人交流时态度、语气恰当	5	4	3	2	1
人文素养	能够关注医学人文知识，有意识地树立职业精神	5	4	3	2	1
信息素养	会检索常见的医学专业文献数据库，主动阅读医学文献	5	4	3	2	1
实践应用	能分类照护患儿，会对患儿的房间及用物杀菌消毒处理	5	4	3	2	1
自我小结						

【企业评价】

评价维度	评价项目及标准	1	2	3	4	5	6	7
知识	掌握新型冠状病毒感染的传播途径、预防措施照护要点							
技能	能正确进行新型冠状病毒感染防治知识健康宣教，能对新型冠状病毒感染者进行分类管理及相关照护							
情感	对婴幼儿有耐心、细心，具有团队协作意识							

任务小结

新型冠状病毒的变异性大以及生存力较强等特点给在临床工作中开展预防诊治工作带来巨大的困难，所以我们将继续保持敬畏之心对此病展开一系列的医学研究和学习。国家卫生健康委员会最新发布的《关于做好儿童和孕产妇新型冠状病毒感染的肺炎疫情防控工作的通知》，其中明确“儿童和孕产妇是新型冠状病毒感染的肺炎的易感人群”。通知提出：母亲母乳喂养时要佩戴口罩、洗净手，保持局部卫生。多数患者为中轻症，预后良好，少数患者病情危重，甚至死亡。

推荐阅读

张秀，张昕，孙玉梅．传染病护理实用手册[M]．北京：人民军医出版社，2017.

项目四

血液、体液传播疾病

项目目标

1.掌握病毒性肝炎、狂犬病、新生儿疱疹的流行病学特征及预防。

2.熟悉病毒性肝炎、狂犬病、新生儿疱疹的临床表现、治疗原则。

3.能运用相关预防知识指导日常生活预防。

4.了解病毒性肝炎、狂犬病、新生儿疱疹的病原体特点、发病机制。

5.能熟练制订病毒性肝炎、狂犬病、新生儿疱疹患儿日常照护计划，并开展针对性指导，进行日常照护。

6.能识别相关临床表现；熟练制订婴幼儿常见预防措施，并开展针对性指导。

7.以促进婴幼儿健康成长为根本，关心爱护婴幼儿，具有认真负责、科学严谨的态度。

学习重难点

学习重点：掌握病毒性肝炎、狂犬病、新生儿疱疹的预防措施。

学习难点：病毒性肝炎、狂犬病、新生儿疱疹的发病机制及预防措施。

思维导图

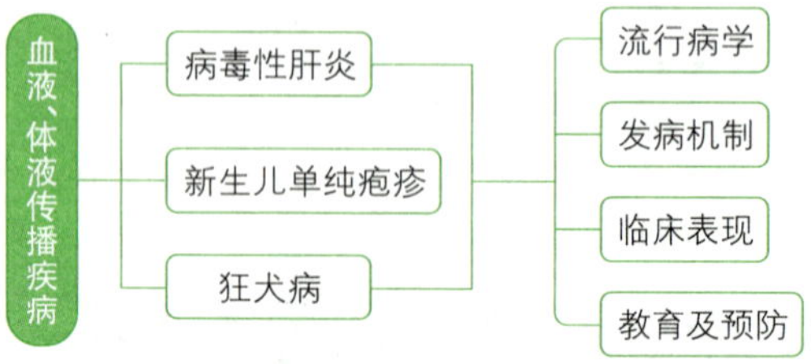

案例导入

婴幼儿血液、体液传播疾病，如乙肝、新生儿疱疹主要通过母婴传播，狂犬病主要是被携带狂犬病的病畜咬伤而发生，婴幼儿普遍易感，所以我们更应重视血液、体液传染病的防护，降低传染病的发病率和死亡率。

任务一

病毒性肝炎

任务描述

病毒性肝炎是由多种肝炎病毒引起的,以肝脏损害为主的一组全身性传染病。肝炎病毒根据病原学划分为甲型、乙型、丙型、丁型、戊型。临床主要表现为疲乏、食欲减退、肝大、肝功能异常,部分病例可出现黄疸。甲型和戊型经粪—口途径传播,表现为急性感染;乙型、丙型、丁型经血液、体液等胃肠外途径传播,多呈慢性感染,少数病例可发展为肝硬化或肝细胞癌。

工作表单

工作表单1

材料学习:病理生理改变

黄疸	以肝细胞性黄疸为主。肝细胞膜通透性增加及胆红素的摄取、结合、排泄等功能障碍可引起黄疸。
肝性脑病	主要是血氨及其他毒性物质的潴积。大量肝细胞坏死时,肝脏解毒功能降低,肝硬化时门—腔静脉短路,均可引起血氨及其他有毒物质的潴积,导致肝性脑病。
出血	重型肝炎肝细胞坏死时凝血因子合成减少,肝硬化脾功能亢进致血小板减少,DIC导致凝血因子和血小板消耗,少数并发血小板减少性紫癜或再生障碍性贫血等,都可引起出血。
急性肾功能不全	重型肝炎或肝硬化时,由于内毒素血征、肾血管收缩、肾缺血、前列腺素E2减少、有效血容量下降等,导致肾小球滤过率和肾血浆流量降低,引起急性肾功能不全。
腹水	重型肝炎和肝硬化时,由于醛固酮分泌过多和利钠激素的减少导致钠潴留。钠潴留是早期腹水产生的主要原因。门脉高压、低蛋白血症和肝淋巴液生成增多是后期腹水的主要原因。

患儿感染肝炎病毒后会出现哪些症状和体征?

工作表单2

材料学习:HBV的抗原抗体系统

1.HBsAg与抗-HBs

成人感染HBV后最早1~2周,最迟11~12周血中首先出现HBsAg。无症状携带者和慢性患者HBsAg可持续存在多年,甚至终身。HBsAg本身只有抗原性,无传染性。抗-HBs是乙肝唯一有效的保护性抗体,它的出现标志着病毒清除、传染性消失和免疫力产生,也是考核乙肝疫苗免疫效果的指标。

2.HBeAg与抗-HBe

HBeAg阳性时,表示感染早期,HBV在体内复制,传染性大。HBeAg持续阳性则提示疾病预后不良,易发展成慢性。抗-HBe阳性表示HBV在体内复制减少或终止,传染性减弱或消失,病情开始恢复。

3.HBcAg与抗-HBc

HBcAg阳性表示存在病毒颗粒,具有传染性。抗-HBc是乙肝病毒核心抗原的总抗体,无保护作用,分为抗-HBc IgM和抗-HBc IgG两种。抗-HBc IgM是HBV感染后的第一种应答抗体,是HBV急性或近期感染的主要标志,一般约持续6个月,以后逐渐消失,如果持续阳性,则表示体内病毒复制活跃,易转为慢性。抗-HBc IgG可在血清中长期存在,是HBV既往感染的标志。

哪一项乙肝标志物阳性提示病毒在复制,传染性强?

学习支持

病毒性肝炎是由多种肝炎病毒引起的,以肝脏损害为主的一组全身性传染病。临床表现相似,以疲乏、食欲减退、肝功能异常为主要表现,部分病例出现黄疸,无症状感染常见。我国是病毒性肝炎的高发区。

一、流行病学

1.传染源

甲型、戊型肝炎:急性肝炎患者和隐性感染者为其传染源。患者在发病前2周和起病后1周,传染性最强,其中隐性感染者为重要的传染源。

乙、丙、丁型肝炎:急、慢性患者和病毒携带者为其传染源。急性患者在潜伏期末及急性期有传染性。慢性患者和HBsAg携带者是乙型肝炎最主要的传染源。丙型肝炎的重要传染源之一为HCV携带者,但其主要传染源是慢性患者。丁型肝炎也以慢性患者和携带者为主要传染源。

2.传播途径

(1)甲型、戊型肝炎。以粪—口传播为主。日常生活接触是常见的传播方式,水源或食物污染可引起暴发流行。

(2)乙型肝炎。

①母婴传播:包括宫内感染、围生期传播、分娩后传播。宫内感染主要经胎盘获得,约占HBsAg阳性母亲的5%,可能与妊娠期胎盘轻微剥离有关。经精子或卵子传播的可能性未被证实。围生期传播或分娩过程是母婴传播的主要方式,婴儿因破损的皮肤或黏膜接触母血、羊水或阴道分泌物而传染。分娩后传播主要是由于母婴间密切接触。在我国,人群中HBsAg阳性的HBV携带者中30%以上是由母婴传播积累而成。如果婴儿出生后未给予阻断措施,仅HBsAg阳性孕妇的婴儿将有50%在4~6个月内被感染;当孕妇HBsAg和HBeAg同时阳性时,其所生婴儿的感染率将高达90%以上。

②血液、体液传播:血液中HBV含量很高,微量的污染血进入人体即可造成感染,如输血及血制品、注射、手术、针刺、共用剃刀和牙刷、血液透析、器官移植等均可传播。随着一次性注射用品的普及,医源性传播已明显下降。虽然已对供血员进行严格筛选,但不能筛除HBsAg阴性的HBV携带者。

③生活密切接触:携带者或患者的唾液、汗液、阴道分泌物、月经、羊水、初乳和精液均可检测到HBV。所以,HBV感染常呈家庭集聚性。此外,乙型肝炎也可以通过性途径传播。

(3)丙型肝炎。主要通过输血、注射、血液透析等方式传播,密切生活接触也是可能的传播途径。

(4)丁型肝炎。与乙型肝炎传播途径相似。输血和血制品是最重要的传播途径之 一。生活密切接触也可传播,母婴传播少见。

3.人群易感性

流行特征:甲型肝炎有明显的秋冬季发病高峰,以学龄前儿童发病最多。戊型肝炎多发生于雨季或洪水后。乙型、丙型、丁型肝炎的发病无明显季节性。我国是病毒性肝炎高发区,以乙型、丙型肝炎为主。男性多于女性,农村高于城市,南方高于北方。据统计,我国60岁以下的HBsAg携带率为7.18%(约9300万人),5%~30%的慢性乙肝可能发展为肝硬化、肝癌。

二、发病机制

1.甲型肝炎

经口由肠道进入血液,引起短暂的病毒血症,然后进入肝细胞内复制,再由胆汁排出体外。甲型肝炎引起肝细胞损伤的机制尚未完全明确，可能与免疫反应有关。

2.乙型肝炎

乙型肝炎的发病机制非常复杂，肝细胞病变主要取决于机体的免疫应答。

3.丁型肝炎

丁型肝炎的复制效率高，感染的肝细胞内含大量丁型肝炎病毒。目前认为丁型肝炎本身及其表达产物对肝细胞有直接作用。

4.戊型肝炎

戊型肝炎目前被认为其发病机制与甲型肝炎相似。

三、临床表现

各型病毒性肝炎的潜伏期不同：甲型肝炎2~6周，平均4周；乙型肝炎1~6个月，平均3个月；丙型肝炎2周~6个月，平均40天；丁型肝炎4~20周，平均6周；戊型肝炎2~9周，平均6周。

1.急性肝炎

各型肝炎病毒均可引起急性肝炎，包括急性黄疸型肝炎和急性无黄疸型肝炎。

（1）急性黄疸型肝炎。典型临床表现有阶段性，分三期（黄疸前期、黄疸期、恢复期），总病程2~4个月。主要表现为黄疸、发热、畏寒、乏力、食欲减退、厌油、恶心、呕吐、腹胀、肝区痛、肝脾肿大、尿色加深等症状和体征。

（2）急性无黄疸型肝炎。黄疸型肝炎多见，除无黄疸外，其他临床表现与黄疸型相似。

2.慢性肝炎

急性肝炎病程超过6个月，常见于乙、丙、丁型肝炎。不同程度地出现全身不适、乏力、食欲减退、厌油、腹胀等，体检见肝病面容、肝掌、蜘蛛痣、脾大，实验室检查谷丙转氨酶（ALT）、谷草转氨酶（AST）反复或持续升高。A/G比例异常等。

3.重型肝炎（肝衰竭）

病毒性肝炎最严重的一种类型，病死率高。表现症状如下：

（1）黄疸进体积加深，血总胆红素（TBil）高于170μmol/L。

（2）肝脏体积缩小，出现肝臭。

（3）出血倾向，凝血酶原活动度（PTA）小于40%。

（4）迅速出现腹水、中毒性鼓肠。

（5）神经精神系统症状（肝性脑病）。早期可出现计算能力下降、定向障碍、精神行为异常、烦躁不安、嗜睡、扑翼样震颤等；晚期可发生昏迷，深反射消失。

(6)肝肾综合征。出现少尿甚至无尿,电解质酸碱平衡紊乱,血尿素氮升高等。

四、健康教育及预防

1.疾病预防指导

(1)管理传染源。急性患者应隔离治疗至病毒消失。对供血者进行严格筛查,做好血源监测,现症感染者应禁止从事托育、餐饮等工作。

(2)切断传播途径。甲型和戊型肝炎应预防消化道传播,加强粪便管理,保护水源,饮用水严格消毒,加强食品卫生,生活用具应专用。接触患者后用肥皂和流动水洗手。乙型、丙型、丁型肝炎应预防通过血液和体液传播。定期检测肝功能及肝炎病毒标记物。采取主动(乙肝疫苗)和被动免疫(乙肝高效免疫球蛋白)以阻断母婴传播。

(3)保护易感人群。疫苗接种。

2.生活日常护理

避免过度劳累、感染、暴饮暴食、不合理用药、不良情绪等,生活规律,劳逸结合。急性肝炎、慢性肝炎活动期、重型肝炎应卧床休息,恢复期可逐渐增加活动量。应根据需要和可能合理安排饮食,注意适当营养,饮食要易于消化,多吃碳水化合物、蛋白质(如瘦肉、鸡蛋、奶类、豆制品等)和维生素(如蔬菜、水果等)。脂肪摄入量要适当控制。进食量要平衡,切忌盲目过量摄入。避免长期高热量、高脂肪饮食。患儿的食具、用具和洗漱用品应专用,并及时消毒,注意观察婴幼儿表现,如精神状态不好或者有其他不适,应及时就诊。

3.日常预防照护要点

(1)接触前后应清洁双手(七步洗手法)。

(2)患儿的排泄物、分泌物要进行消毒处理。

(3)适当家庭隔离。

(4)采取适宜的喂养方式并加强营养支持,增强婴幼儿自身免疫力。

(5)密切接触者进行疫苗接种。

(6)耐心细致,多抚摸、搂抱患儿,给予其心理感情支持。

(7)定期监测。急性、慢性肝炎患儿要定期复查肝功能、病毒的血清学指标、肝脏B超和肝纤维化等有关指标,及时了解疾病恢复情况及调整治疗方案。

任务评价

【学习评价】

主题	内容	优秀	良好	一般	较差	很差
学习态度	能准时参加全部课程，按时提交作业，及时查阅教师上传的学习材料	5	4	3	2	1
专业知识	掌握甲肝、乙肝的流行病学特点、预防措施、日常照护要点	5	4	3	2	1
研讨精神	积极参与讨论，对其他人的发言能提出合理的分析和见解	5	4	3	2	1
团队协作	能很好地融入课堂小组讨论，共同推进学习进程	5	4	3	2	1
沟通交流	能够清晰准确地表达自己的观点，与他人交流时态度、语气恰当	5	4	3	2	1
人文素养	能够关注医学人文知识，有意识地树立职业精神	5	4	3	2	1
信息素养	会检索常见的医学专业文献数据库，主动阅读医学文献	5	4	3	2	1
实践应用	能了解甲肝、乙肝的防治要求，能进行健康宣教	5	4	3	2	1
自我小结						

【企业评价】

评价维度	评价项目及标准	1	2	3	4	5	6	7
知识	甲肝、乙肝的预防措施、日常照护要点							
技能	能对患儿进行相关照护							
情感	对患儿有耐心、细心，具有团队协作意识							

任务小结

病毒性肝炎是由多种肝炎病毒引起的，以肝脏损害为主的一组全身性传染病。根据病原学划分为甲型、乙型、丙型、丁型、戊型五型肝炎病毒。甲型和戊型经粪—口途径传播，表现为急性感染；乙型、丙型、丁型经血液、体液等胃肠外途径传播。临床上主要为各种急慢性肝炎表现。该病重在预防，日常生活中应该加强食品卫生和食品消毒，生活用具应专用，积极采取主动（乙肝疫苗）和被动免疫（乙肝高效免疫球蛋白）以阻断母婴传播。在日常照护中要注意适当进行隔离、及时消毒，注意生活规律。

任务二

新生儿单纯疱疹

任务描述

新生儿单纯疱疹感染在我国并非少见，是由单纯疱疹病毒引起的常见感染性疾病。单纯疱疹病毒(HSV)属DNA病毒，分2个亚型，即单线疱疹病毒Ⅰ型(HSV-1)和单纯疱疹病毒Ⅱ型(HSV-2)。前者主要引起口腔和咽部感染；后者主要侵犯生殖道，是新生儿较为常见的感染病原之一。会累及全身多个系统，引发严重全身性疾患，甚至危及生命，应引起临床高度重视。

工作表单

工作表单1

小组讨论

新生儿单纯疱疹病毒感染的发病率和死亡率都很高，发病率估计为活产婴儿的1/3000~1/20000，80%的病例为单纯疱疹病毒Ⅱ型，20%的病例为单纯疱疹病毒Ⅰ型。据统计，美国新生儿HSV感染的发病率最高，每年大约占出生婴儿的1/5000~1/3500。其他国家发病率略低，英国约占出生婴儿的1/6500，瑞典为1/15000，日本超60%的患儿感染。目前随着医疗水平不断提升，新生儿单纯疱疹病毒感染的诊断和治疗得到了长足的发展，播散性感染的病死率已从85%下降到29%，中枢神经系统感染的病死率已从50%下降到4%。

请大家查阅当地新生儿疱疹的流行情况资料，并进行小组讨论。

工作表单2

材料学习

HSV与神经系统	HSV有嗜神经性，病毒通过三叉神经或嗅神经入脑，选择性侵入颞叶、额叶及边缘系统。原发性或复发性HSV感染都可引发脑炎。
HSV与皮肤黏膜	病毒通过皮肤和黏膜侵入机体，在局部繁殖，引起感染细胞破坏和周围组织的炎症反应。
HIV与免疫系统	机体首先有非特异性免疫反应，包括多形核细胞和单核细胞移行至感染部位，释放干扰素和其他淋巴因子，激活巨噬细胞与NK细胞。随后出现特异性免疫反应，产生多种特异性抗体和特异性细胞免疫应答。

HSV感染后严重威胁的是什么？

工作表单3

材料学习：HSV病原体特点及理化因素

HSV是最早发现的人类疱疹病毒，HSV可分为HSV-1和HSV-2两种亚型。前者主要侵犯腰部以上黏膜和神经系统；后者主要侵犯生殖道。HSV对乙醇、甲醛、热及紫外线等敏感，但耐低温。

如何鉴别水痘、幼儿急疹、新生儿单纯疱疹？

学习支持

单纯疱疹病毒感染是由单纯疱疹病毒引起的常见感染性疾病。临床表现多样，可累及皮肤、黏膜、眼和中枢神经系统。新生儿和免疫缺陷患者感染可引发严重全身性疾患，危及生命。HSV感染后，病毒潜伏于神经节内，机体免疫力低下时可被激活，再度引起皮肤黏膜的疱疹性损害。

一、流行病学

1.传染源

患者和无症状病毒携带者。人是HSV唯一的自然宿主，病毒存在于患者的病灶分泌物、唾液及粪便中。

(1)宫内感染。通过胎盘或宫颈逆行感染。

(2)产时感染。产时胎儿接触母亲生殖道感染的排泌物，75%~80%的新生儿通过这种途径感染。

(3)产后感染。暴露于HSV唇口炎者及院内感染源均可导致。

2.人群易感性

人群对HSV普遍易感。在发展中国家，原发感染多发生在1~4岁，至5岁时约半数已被感染；在发达国家，原发感染可延迟至青春期或成年期。病毒感染后终生存在于体内。

二、发病机制

1.HSV侵犯外胚层组织

HSV主要侵犯外胚层组织，如皮肤、黏膜、眼和神经系统。病毒通过皮肤和黏膜侵入机体，一般先在局部繁殖，引起感染细胞破坏和周围组织的炎症反应。

2.HSV侵犯神经系统

当机体受外因或内环境改变，如紫外线照射、情感压力、某些发热性疾病、月经期间或服用免疫抑制剂等影响，可重新激活潜伏在神经元内的病毒，开始增殖，经神经轴索运行至神经末梢支配部位，引起脑炎。孕妇在妊娠头20周原发感染HSV可导致自然流产、死产和胎儿先天性畸形，特别是小头畸形和脑积水；在妊娠中晚期原发感染主要导致胎儿宫内发育迟缓。

三、临床表现

HSV-1原发感染在婴儿时期可表现为全身播散性疱疹；在婴幼儿时期，常表现为龈口炎；少部分可在青少年期，表现为急性上呼吸道感染。HSV-2感染主要引起生殖器疱疹，是最常见的性传播疾病之一，见于青春发育期及青春发育期以后。HSV感染可分为原发性和复发性，原发性疱疹潜伏期为2~12天，平均为6天。临床以皮肤、黏膜和中枢神经系统感染为特征。

新生儿HSV感染可有多种临床表现：

(1)皮肤、眼或口腔黏膜发生疱疹。

(2)形成播散性感染，累及肝、肾上腺、肺和脑等重要器官。

(3)肺部感染(肺炎)。

（4）中枢神经系统（CNS）感染（脑膜脑炎）。极少数先天性HSV感染可出现小头畸形等临床表现。母体有生殖道疱疹者，自发性流产的危险性增高。

四、健康教育及预防

1.疾病预防知识指导

母亲是HSV传播给胎儿和新生儿的主要来源，识别母亲生殖器疱疹，认识剖宫产的保护作用，保持胎儿皮肤的完整性，这些分娩时的处理措施高度影响HSV的传播。

阻断母婴传播的方法：

（1）母孕期进行HSV监测。

（2）母体若存在生殖器活动性病变，则主张剖宫产，特别是在破膜后6h内应尽快剖宫产，并在分娩后24h内对新生儿进行监测，以明确是否感染，胎儿出生后应立即给予阿昔洛韦。

（3）活动性HSV感染的母亲应停止母乳喂养。

（4）做好感染患儿的隔离。

2.生活日常护理

保持室内空气流通，饮食要清淡，多吃富含维生素的食物，注意保持疱壁完整及病损部位清洁和干燥，防止继发感染。皮损局部可用2%~3%过氧化氢溶液洗净，或用1∶500高锰酸钾溶液浸泡，待干后涂搽炉甘石洗剂。口腔病损则用氯己定溶液漱口或生理盐水清洗局部；眼部以生理盐水清洗其分泌物。对高热者以物理降温为主，必要时加用药物降温。密切观察患儿生命体征及意识、瞳孔和神经系统症状，如有不适及时就医。

3.日常预防照护要点

（1）接触前后应清洁双手（七步洗手法）。

（2）严格消毒：可采用煮沸（100℃）、暴晒、常用消毒剂对患儿的日常用物（衣服被褥、喂奶用具等）及污染物（伤口敷料、尿片等）进行严格消毒。

（3）患儿日常生活用品应专人专用，定期清洗。

（4）采取适宜的喂养方式并加强营养支持，增强患儿自身免疫力。

（5）耐心细致，多抚摸、搂抱患儿，给予其心理感情支持。

（6）隔离：对确诊患儿进行隔离。有口唇疱疹的医护人员及亲友不宜与新生儿接触。

任务评价

【学习评价】

主题	内容	优秀	良好	一般	较差	很差
学习态度	能准时参加全部课程，按时提交作业，及时查阅教师上传的学习材料	5	4	3	2	1
专业知识	了解新生儿单纯疱疹的流行病学特点、预防措施、日常照护要点	5	4	3	2	1
研讨精神	积极参与讨论，对其他人的发言能提出合理的分析和见解	5	4	3	2	1
团队协作	能很好地融入课堂小组讨论，共同推进学习进程	5	4	3	2	1
沟通交流	能够清晰准确地表达自己的观点，与他人交流时态度、语气恰当	5	4	3	2	1
人文素养	能够关注医学人文知识，有意识地树立职业精神	5	4	3	2	1
信息素养	会检索常见的医学专业文献数据库，主动阅读医学文献	5	4	3	2	1
实践应用	能对家长进行宣传教育及对婴幼儿进行日常照护	5	4	3	2	1
自我小结						

【企业评价】

评价维度	评价项目及标准	1	2	3	4	5	6	7
知识	掌握新生儿疱疹的预防措施							
技能	能对患儿进行相关照护							
情感	对患儿有耐心、细心，具有团队协作意识							

任务小结

新生儿单纯疱疹感染在我国并不少见，是由单纯疱疹病毒引起的常见感染性疾病。新生儿和免疫缺陷患者感染可引发严重全身性疾患，危及生命。临床以皮肤、黏膜和中枢神经系统感染为特征。

母亲是HSV传播给胎儿和新生儿的主要来源，故对于HSV的预防主要为阻断母婴传播。日常照护须做到对确诊患儿进行隔离、及时消毒、皮肤护理等。

任务三

狂犬病

任务描述

狂犬病又称恐水症，是由狂犬病毒引起的急性人畜共患病。狂犬病流行范围广，目前全球100多个国家和地区有狂犬病流行，据估计狂犬病每年会导致5.9万人死亡，相当于每9分钟世界上会有1人死于狂犬病。虽然我国狂犬病防控已经取得显著的成效，但近年来狂犬病报告死亡数一直位居我国法定报告传染病前列，给人民群众生命健康带来严重威胁，仍需要加强防控。

工作表单

工作表单1

小组讨论

据统计我国每年约有4000万人被猫狗咬伤，而一旦患上狂犬病，病死率几乎达到100%。我国2016—2020年共报告狂犬病病例2074例，造成狂犬病伤害的主要动物是犬只。在被疑患狂犬病动物咬伤的受害者中，15岁以下儿童占比较大。尤其农村儿童为高危人群，因其自我防护意识及相关医学知识意识较弱，暴露后及时就医的意识较低。

请大家查阅资料调查当地狂犬病发病率。

工作表单2

材料学习：狂犬病毒与神经系统

狂犬病毒的靶细胞是神经细胞和肌细胞。侵入后，先在局部神经末梢或在附近肌细胞中增殖，然后再侵入神经末梢，沿周围传入神经轴索上行至脊髓前的背根神经内，大量增殖，最后侵入脊髓和中枢神经系统，主要侵犯脑干、基底节、海马回及小脑等处神经元，引起弥漫性脑脊髓病变，再沿传出神经侵入各组织器官内继续复制。

狂犬病毒感染后严重威胁的是什么？

工作表单3

材料学习：狂犬病毒病原体特点及理化因素

狂犬病毒属于弹状病毒科，外形呈弹状，核衣壳呈螺旋对称，表面具有包膜，内含有单链RNA。狂犬病毒易被紫外线、碘酒、高锰酸钾、乙醇、甲醛等灭活。加热到100℃，2分钟即可灭活。

狂犬病毒主要存活在哪些部位？

学习支持

狂犬病是由狂犬病毒引起的以侵犯中枢神经系统为主的急性人畜共患传染病，人因被携带狂犬病毒的病畜咬伤而感染，临床以恐水、怕风、恐惧不安、咽肌痉挛、进行性瘫痪等为主要特征。

一、流行病学

1.传染源

携带狂犬病毒的动物是本病的传染源，我国狂犬病的主要传染源是病犬，其次是猫、猪、牛、马等家畜。一般来说，狂犬病患者不是传染源，无人与人之间的传染案例。

2.传播途径

（1）咬伤是最主要的传播方式。

（2）经破损的皮肤、黏膜侵入：带病毒犬的唾液，经各种伤口的皮肤和黏膜入侵。

3.人群易感性

人群普遍易感。15岁以下婴幼儿占比较大；被病畜咬伤而未做预防接种者，其发病率为15%~20%。

二、发病机制

狂犬病毒从皮肤或黏膜破损处侵入机体后，对神经组织有强大的亲和力，发病过程可分为以下3个阶段：

（1）组织内病毒繁殖期。病毒先在伤口附近的肌肉繁殖，并在局部停留3天或更久，然后侵入近处的末梢神经。

（2）侵入中枢神经期。病毒沿周围神经的轴索浆呈向心性扩散，至脊髓的背根神经节后大量繁殖，然后入侵脊髓并很快到达脑部，侵犯脑干、小脑等处。

（3）向各器官扩散期。病毒从中枢神经向周围神经扩散，侵入各组织与器官。其中尤以唾液神经核、舌咽神经核和舌下神经核受损为主，故临床上可出现恐水、呼吸困难、吞咽困难等症状。唾液分泌和出汗增多乃交感神经受刺激所致，迷走神经节、交感神经节和心脏神经节受损时可引起病人心血管功能紊乱或突然死亡。

三、临床表现

狂犬病潜伏期从5天至数年（通常2~3个月，极少超过1年），潜伏期长短与病毒的毒力、侵入部位的神经分布等因素相关。典型临床经过分为3期：

（1）前驱期。常见症状有低热、倦怠、头痛、恶心、全身不适，随后出现恐惧不安、烦躁失眠，对水、风、光等刺激敏感，同时伴有喉头紧缩感。部分案例在愈合的伤口附近及其神经支配的区域有痒、痛、麻及蚁走等异样感觉，这是最具有诊断意义的早期症状。本期持续2~4天。

（2）兴奋期。其临床特点为：①高度兴奋，表情极度恐惧，发作性咽肌痉挛和呼吸困难，可为多种刺激而加重，又恐水、怕风、怕光、怕声。恐水为本病特征。典型患者虽极度口渴但不敢饮水，甚至闻水声、见水、饮水或仅提及饮水时均可引起咽肌严重痉挛，严重时可出现全身肌肉阵发性抽搐，并且因呼吸肌痉挛出现呼吸困难和发绀。②体温升高。③交感神经功能亢进，患者出现流涎、多汗、心率增快、血压升高等表现，大部分患者神志清楚，少数患者可出现精神失常、幻视、幻听等。本期持续1~3天。

（3）麻痹期。此期患者肌肉痉挛发作停止，出现全身弛缓性瘫痪，患者由安静转为昏迷状态，最后因呼吸、循环衰竭而死亡。本期持续时间短，约为6~18小时。

本病全程一般不超过6天，除上述狂躁型表现外，尚有以脊髓或延髓受损为主的麻痹型，患者无兴奋期和典型恐水表现，呈横断性脊髓炎或上行性麻痹等症状。

四、健康教育及预防

1.疾病预防知识指导

(1)管理传染源:以犬的管理为主。采取捕杀野犬、流浪犬,管理和免疫家犬(大面积给家犬注射兽用狂犬病毒疫苗)。病死动物应焚毁或深埋处理。

(2)切断传播途径:严密接触隔离,咬伤的伤口进行严格的处理。

(3)保护易感人群。

①暴露后处理及预防。

伤口处理:早期正确处理伤口极为重要,伤口处置得当可使发病率明显降低,是暴露预防的重要环节。人被犬、猫等宿主动物咬、抓伤后,凡不能确定伤人动物为健康动物的,应立即进行受伤部位的彻底清洗和消毒处理。局部伤口处理越早越好,用肥皂水或清水彻底冲洗伤口至少15分钟。彻底冲洗后用2%~3%碘伏(酒)或75%酒精涂擦伤口。此外,还需注意预防破伤风及细菌感染。

疫苗接种:暴露后应立即到当地的狂犬病暴露后预防处置门诊,由医生确定暴露分级,结合既往免疫情况给予伤口处理和免疫接种。对Ⅱ级暴露者,立即处理伤口并接种狂犬病疫苗。首次暴露后狂犬病疫苗接种程序:一般咬伤者于0(注射当天),3,7,14,28天各注射狂犬病疫苗1个剂量。对于Ⅲ类暴露及免疫功能低下者,立即处理伤口,并在接种疫苗的同时,在伤口周围浸润狂犬病人免疫球蛋白。狂犬病人免疫球蛋白能中和伤口局部感染的狂犬病毒,降低狂犬病发生的可能。人被咬伤后及时规范暴露后处置,足疗程接种疫苗,可以有效预防狂犬病的发生。

②对于免疫后再暴露的预防。已经接受过暴露前全程免疫或暴露后5针者,再暴露时仍应立即清洗伤口,然后立即加强2针(0,3天)细胞培养的狂犬纯化疫苗,不需要使用免疫球蛋白。对于严重感染或怀疑以往疫苗的有效性时,应进行血清抗体检测,若未达到要求应进行全程的暴露后预防接种。及时处理伤口及接种疫苗后,发病率可下降为0.15%。

③暴露前预防。接触狂犬病毒的高危人群应接种狂犬疫苗。还应考虑对在高风险偏僻地区生活或访问的儿童接种疫苗。由于儿童往往会与动物玩耍,咬伤可能会更重,或者不报告咬伤事件。

(4)加强健康教育,普及防治知识。

①合法养犬。主动学习本地养犬政策,为宠物办理“养犬登记证”,给它一个合法的身份。

②科学养犬。每年定时为爱犬进行疫苗注射,避免狂犬病发生。

③文明养犬。遛狗时请牵好狗绳,主动避让行人,尤其是遇到老人、婴幼儿和孕妇等行动不便人群,更要约束爱犬,建议外出时为爱犬佩戴嘴套。

④健康绝育。绝育不仅能让爱犬更健康,也可以避免犬只过剩,沦为流浪犬。

⑤相伴一生。不抛弃爱犬,流浪犬是狂犬病传播的重要宿主。

⑥勤宣传。向亲朋好友主动科普文明养犬知识。

2.生活日常照护

保持环境安静,避免一切不必要的刺激,如水、光、声、风等,尤其与水有关的刺激;保持呼吸道通畅,保持镇静,及时清除呼吸道分泌物,面罩吸氧,狂躁者予以保护带约束,防止自伤或伤人。做好防止窒息的护理:及时清除口腔及呼吸道分泌物,以保持呼吸道通畅;发热时给予物理降温或药物降温。

日常预防照护要点:

(1)隔离安全,严密接触隔离。

(2)正确佩戴医用外科防护口罩。

(3)正确穿脱隔离衣。

(4)接触前后应清洁双手(七步洗手法)。

(5)密切观察患儿病情变化,如生命体征、伤口、有无抽搐等情况。

(6)采取适宜的喂养方式并加强营养支持,增强婴幼儿自身免疫力。

(7)耐心细致,多抚摸、搂抱患儿,给予其心理感情支持。

任务评价

【学习评价】

主题	内容	优秀	良好	一般	较差	很差
学习态度	能准时参加全部课程,按时提交作业,及时查阅教师上传的学习材料	5	4	3	2	1
专业知识	掌握狂犬病的流行病学特点、预防措施、日常照护要点	5	4	3	2	1
研讨精神	积极参与讨论,对其他人的发言能提出合理的分析和见解	5	4	3	2	1
团队协作	能很好地融入课堂小组讨论,共同推进学习进程	5	4	3	2	1
沟通交流	能够清晰准确地表达自己的观点,与他人交流时态度、语气恰当	5	4	3	2	1
人文素养	能够关注医学人文知识,有意识地树立职业精神	5	4	3	2	1
信息素养	会检索常见的医学专业文献数据库,主动阅读医学文献	5	4	3	2	1
实践应用	能对家长进行宣传教育,对婴幼儿进行日常照护	5	4	3	2	1
自我小结						

【企业评价】

评价维度	评价项目及标准	1	2	3	4	5	6	7
知识	掌握狂犬病的预防措施							
技能	猫狗抓伤后能正确处理伤口，能对患儿进行相关照护							
情感	对患儿有耐心、细心，具有团队协作意识							

任务小结

狂犬病又称恐水症，人因被携带狂犬病毒的病畜咬伤而感染，属于乙类传染病。临床以恐水、怕风、恐惧不安、咽肌痉挛、进行性瘫痪等为主要特征。狂犬病一旦发病死亡率几乎达到100%，所以对于狂犬病重在预防。

如被猫狗咬伤，应及时处理伤口及进行疫苗接种，对于婴幼儿日常照护需做到严密接触隔离，物品固定、专用，保持环境安静，避免水声、光等刺激，同时应该积极监测病情，做好相关对症护理。

推荐阅读

方峰，俞蕙．小儿传染病学[M].5版．北京：人民卫生出版社，2020.

项目五

肠道传染疾病

项目目标

1. 掌握肠道传染病的照护措施及预防。

2. 熟悉肠道传染病的流行病学、临床表现、治疗原则。

3. 能运用相关预防知识指导日常生活预防。

4. 了解肠道传染病的病原体特点、发病机制。

5. 能熟练处理肠道传染病预防方法,独立运用消毒和健康宣教等技能。

6. 能识别肠道传染病临床表现,制订传染病预防措施,并开展针对性指导。

7. 能综合运用各种方法预防肠道传染病发生,能初步完成肠道传染病预防措施。

8. 熟练制订肠道传染病的照护方案,并开展针对性指导。

9. 以促进婴幼儿健康成长为根本,在婴幼儿肠道传染病预防与照护中,关心爱护婴幼儿,具有认真负责、科学严谨的态度。

学习重难点

学习重点:掌握肠道传染疾病的临床表现、照护措施及预防。

学习难点:肠道传染病的病原特点、发病机制。

思维导图

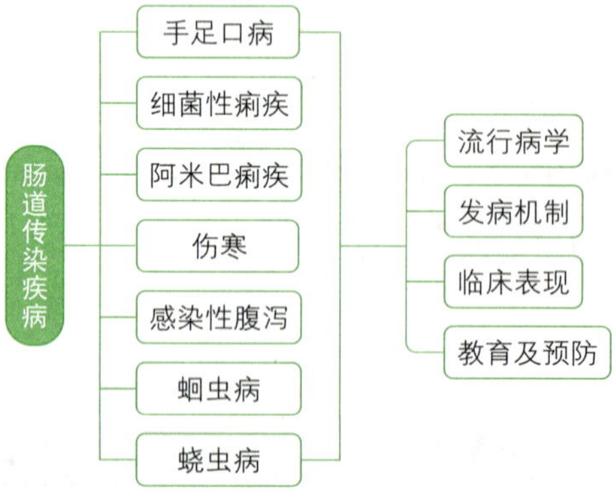

案例导入

肠道传染疾病主要是通过患儿的排泄物（如呕吐物、粪便等）传播的，属于病从口入的疾病，病原体随排泄物排出患儿或携带者体外，易感人群生活接触污染了的手、水、食品或食具，吃入体内而感染。作为婴幼儿群体，由于其免疫力较低下的体质特点，更应重视肠道传染疾病的防护，降低传染病的发病率和死亡率。

任务一

手足口病

任务描述

手足口病(HFMD)是婴幼儿时期常见的肠道传染病,主要是由肠道柯萨奇病毒感染引起的。手足口病一年四季都有可能发病,6~7月是发病的最高峰,以3岁以下幼儿最多见,其次是3~5岁学龄前儿童,成人很少患手足口病。大部分手足口病患儿的病情轻微,预后良好,以发热、手足口等部位出现皮疹、溃疡为主要症状体征,但也有部分患儿病情发展为重症、极重症,易引发病毒性心肌炎、脑膜炎、脑水肿等严重并发症,危及生命安全。

工作表单

工作表单1

小组讨论

手足口病是全球性传染病,世界大部分地区均有此病流行的报道。1957年新西兰首次报道该病,1958年分离出柯萨奇病毒,1959年正式命名为手足口病。1969年肠道病毒71型(EV71)在美国被首次确认,此后EV71感染与柯萨奇A组16型(CoxA16)感染交替出现,成为手足口病的主要病原体。

我国于1981年在上海首次报道该病,1983年天津发生CoxA16引起的手足口病,1995年武汉病毒研究所分离出EV71病毒,2000年山东省招远市暴发了小儿手足口病疫情。

庆大霉素能杀死肠道病毒吗?

工作表单2

材料学习

肠道病毒与血液系统	肠道病毒自咽部或肠道侵入人体，在局部淋巴结内繁殖后侵入血液，出现第一次病毒血症。病毒通过血液循环在各处淋巴结、肝、脾大量繁殖再次侵入血液引起第二次病毒血症，到达各个靶器官，出现相应临床表现。
肠道病毒与神经系统	EV71是一种高度嗜神经病毒，可侵犯外周神经末梢或持续病毒血症通过血脑屏障使少量病毒进入脑组织，导致中枢神经系统感染，出现神经系统症状体征。
肠道病毒与其他	脑干脑炎和全身炎症反应使机体交感神经兴奋，血液从体循环流至肺循环导致肺水肿。

手足口病可发生一系列炎症反应的主要原因是什么？

工作表单3

材料学习：手足口病的病原体特点及理化因素

引发手足口病的肠道病毒有20多种，具有病原体多、传染性强、传播途径复杂、传播速度快等特点。其中主要以CoxA16和EV71感染最为常见，重症病例多由EV71感染引起。肠道病毒适合在湿、热的环境下生存与传播，对乙醚、去氯胆酸盐等不敏感，75%乙醇和5%来苏尔亦不能将其灭活，但该病毒对紫外线及干燥敏感。各种氧化剂、甲醛、碘酒都能灭活该病毒。该病毒在50℃可迅速被灭活，在4℃可存活1年，在外环境中可长期存活。

消杀肠道病毒的常用方法有哪些？

学习支持

一、流行病学

1.传染源

手足口病患儿和隐性感染者为主要传染源。流行期间，患者是主要传染源；患者在发病1~2周自咽部排出病毒，3~5周从粪便中排出病毒；疱液中含大量病毒，破溃时病毒即溢出。

2.传播途径

(1)直接接触传播。接触患者唾液、疱液、粪便等。

(2)间接接触传播。接触污染的手、毛巾、手绢、牙杯、玩具、食具、奶具以及床上用品、内衣等。

(3)空气飞沫传播。患者咽喉分泌物及唾液中的病毒可通过空气飞沫传播。

(4)经水传播。接触被病毒污染的水源。

(5)院内感染。门诊交叉感染和口腔器械消毒不合格。

3.人群易感性

人群普遍易感，感染后可获得免疫力。成人大多已通过隐性感染获得相应的抗体，因此，手足口病的患者主要为学龄前儿童，尤以≤3岁年龄组发病率最高，每隔2~3年流行一次。

二、发病机制

肠道病毒侵入人体后，主要在咽部或小肠黏膜等上皮细胞和局部淋巴组织繁殖。大部分患儿为隐性感染，产生特异性抗体。少数患儿当机体抵抗力低下时，病毒进入血液，进而侵犯不同靶器官造成感染的播散。

三、临床表现

潜伏期多为2~10天，平均为3~5天。

1.临床分期

(1)第1期(手足口出疹期)。主要表现为发热，手、足、口、臀等部位出疹(斑丘疹、丘疹、小疱疹)，可伴有咳嗽、流涕、食欲不振等症状。皮疹周围有炎性红晕，疱疹内液体较少，不疼不痒，皮疹恢复时不结痂、不留疤。少数患儿仅表现为皮疹或疱疹性咽峡炎，个别患儿可无皮疹。此期患儿属于手足口普通患儿，绝大多数在1周内痊愈，预后良好。

(2)第2期(神经系统受累期)。多发生在病程1~5天内，少数患儿可出现中枢神经系统损害。表现为精神差、嗜睡、吸吮无力、易惊、头痛、呕吐、烦躁、肢体抖动、颈项强直等。大多数患儿可痊愈。

(3)第3期(心肺功能衰竭前期)。多发生在病程5天内，表现为心率和呼吸增快、出冷汗、四肢末梢发凉、皮肤发花、血压升高。及时发现上述表现并正确治疗，是降低病死率的关键。

（4）第4期（心肺功能衰竭期）。可在第3期的基础上迅速进入该期。此期患儿易出现心肺功能衰竭，病死率高。表现为心动过速或过缓、呼吸急促、口唇发绀、咳粉红色泡沫样痰或血性液体、血压降低或休克；也有患儿以严重脑功能衰竭为主要表现，可见抽搐、严重意识障碍等症状。

（5）第5期（恢复期）。体温逐渐恢复正常，神经系统受累症状和心肺功能逐渐恢复，少数可遗留神经系统后遗症。部分手足口病例在病后2~4周有脱甲的症状，新甲可于1~2月内长出。

2.临床分类

（1）手足口病普通型。此类型一般是在手足口病的出疹期，病情较轻，绝大多数患儿在此期痊愈。

（2）手足口病重症重型。在手足口病的神经系统受累期，患儿可出现中枢神经系统损害，大多数可痊愈。

（3）手足口病重症危重型。此类型分为心肺功能衰竭前期和心肺功能衰竭期。及时识别心肺功能衰竭前期状态，并给予正确治疗，是降低病死率的关键。当病变严重，进展至心、肺、脑功能衰竭时，病死率较高。

四、健康教育及预防

手足口病患儿需在家进行隔离，注意休息，合理饮食，遵照医嘱用药促进疾病康复。

1.一般预防

避免和患有手足口病的患儿密切接触。保持良好的个人和家庭卫生可预防手足口病的发生。

2.疫苗接种

EV71型灭活疫苗可用于6月~5岁婴幼儿预防EV71感染所致的手足口病，基础免疫程序为2剂次，间隔1个月，鼓励在12月龄前完成接种。

3.生活日常护理

（1）维持正常体温。手足口病患儿一般为低热或中等热，无须特殊处理，多喝温水，必要时可采用物理降温。

（2）口腔护理。①患儿会因口腔疼痛而拒食、流涎、哭闹不眠等，要保持患儿口腔清洁，饭前饭后用生理盐水漱口，对不会漱口的患儿，可以用棉棒蘸生理盐水轻轻地清洁口腔；②可将维生素B_{12}粉剂直接涂于口腔糜烂部位，或涂鱼肝油，也可口服维生素B_{12}、维生素C，辅以超声雾化吸入，以减轻疼痛，促使糜烂早日愈合，预防细菌继发感染。

（3）皮疹护理。①患儿衣着要舒适、柔软，勤更换，穿过的衣服单独清洗和消毒，放在太阳下暴晒；②及时给患儿修剪指甲，必要时包裹双手，避免患儿自己抓破皮疹；③臀部有疱疹的患儿应随时清理其大小便，保持臀部清洁干燥；④手足部疱疹初期可涂炉甘石洗剂，待有疱疹形成或疱疹破时可涂0.5%碘伏；⑤注意保持皮肤清洁干燥，防止感染。

(4)饮食营养。手足口病患儿可因发热、口腔疱疹、疼痛导致胃口较差，不愿进食。饮食上宜食多样、清淡、易消化柔软的流质或半流质，富含维生素和优质蛋白的食物，同时需要多饮水，保持口腔黏膜湿润，注意避免刺激性食物，以防刺激口腔黏膜引起疼痛不适。

4. 日常预防照护要点

(1)正确佩戴医用外科防护口罩。

(2)接触前后应清洁双手(七步洗手法)。

(3)患儿日常生活用品应专人专用，定期清洗。

(4)采取适宜的喂养方式并加强营养支持，增强婴幼儿自身免疫力。

(5)耐心细致，多抚摸、搂抱患儿，给予其心理感情支持。

任务评价

【学习评价】

主题	内容	优秀	良好	一般	较差	很差
学习态度	能准时参加全部课程，按时提交作业，及时查阅教师上传的学习材料	5	4	3	2	1
专业知识	掌握手足口病传播途径、预防手足口病措施、对手足口病患儿进行预防照护	5	4	3	2	1
研讨精神	积极参与讨论，对其他人的发言能提出合理的分析和见解	5	4	3	2	1
团队协作	能很好地融入课堂小组讨论，共同推进学习进程	5	4	3	2	1
沟通交流	能够清晰准确地表达自己的观点，与他人交流时态度、语气恰当	5	4	3	2	1
人文素养	能够关注医学人文知识，有意识地树立职业精神	5	4	3	2	1
信息素养	会检索常见的医学专业文献数据库，主动阅读医学文献	5	4	3	2	1
实践应用	能对手足口病患儿进行照护，对手足口病患儿的房间及用物进行杀菌消毒处理	5	4	3	2	1
自我小结						

【企业评价】

评价维度	评价项目及标准	1	2	3	4	5	6	7
知识	掌握手足口病传播途径、预防措施							
技能	能正确进行手足口病健康宣教，能对手足口病患儿实施照护							
情感	对婴幼儿有耐心、细心，具有团队协作意识							

任务小结

手足口病由肠道病毒引起，潜伏期一般为2~7天，发病似感冒，随后口腔、手心、足心和四肢出现疱疹，患儿可能拒绝进食。一周后可痊愈，皮疹消退后无色素沉着，不留疤痕。

发现手足口病患儿要及时进行隔离并消毒，要保证室内空气流通，帮助幼儿养成良好的个人卫生习惯，勤洗手，勤换衣服，饮食方面要注意清淡，不吃生冷食物，不喝生水，在疾病流行季节不去人群集中的地方。托育工作中应加强防范，发现疾病要及时报告，及时控制。

任务二

细菌性痢疾

任务描述

细菌性痢疾简称菌痢，是由志贺氏菌属（也称痢疾杆菌）引起的肠道传染病。主要表现为腹痛、腹泻、排黏液脓血便以及里急后重等，可伴有发热及全身毒血症状，严重者可出现感染性休克和（或）中毒性脑病。婴幼儿患细菌性痢疾要比成年人多，而且年龄越小病情越重，甚至会死亡。

工作表单

工作表单1

小组讨论

痢疾是一种古老传染病，公元前4世纪国外将腹痛、腹泻及脓血便患者称为“痢疾”。1846年认识到痢疾有传染性。1889年俄罗斯学者首先记载痢疾的病原菌。1897年日本学者志贺氏分离出痢疾杆菌，并进一步用病人血清与分离的细菌做凝集试验，证实其致病作用。1900年、1915年、1917年、1938年相继发现不同型的病菌，并命名之。

2001年我国科学家在国际上率先完成福氏志贺菌全基因组精细测序，对促进相关疾病致病机制的认识及药物疫苗的研发意义重大。

小组讨论：细菌性痢疾和阿米巴痢疾有何不同？

工作表单2

材料学习：痢疾杆菌与消化系统

未被胃酸杀灭的痢疾杆菌主要侵入肠黏膜上皮细胞和固有层中繁殖，产生内、外毒素，引起肠黏膜炎症反应和固有层小血管循环障碍，使肠黏膜出现炎症、坏死和溃疡，临床表现为腹痛、腹泻和脓血便。慢性期患者出现肠黏膜增生，形成囊肿及息肉。

细菌性痢疾出现腹痛、腹泻和脓血便的主要原因是什么？

工作表单 3

材料学习：细菌性痢疾的病原体特点及理化因素

痢疾杆菌为革兰氏阴性菌，无芽孢、荚膜及鞭毛，多数有菌毛，属兼性厌氧菌。痢疾杆菌存在于患儿与带菌者的粪便中，外界环境中生存力较强，在瓜果、蔬菜及污染物上可存活10~20天，但对理化因素抵抗力较低，日光照射30分钟，56℃加热10分钟或煮沸2分钟即被杀死。对各种化学消毒剂，如2%来苏尔、75%乙醇等均很敏感，易被杀死。痢疾杆菌可产生内毒素和外毒素，内毒素是引起全身反应如发热、毒血症及休克的重要因素，外毒素有肠毒性、神经毒性和细胞毒性。

痢疾杆菌可分为哪四种血清群？我国感染的主要是哪一群？

学习支持

一、流行病学

1. 传染源

细菌性痢疾患者和带菌者是主要的传染源。

2. 传播途径

主要经粪—口传播，痢疾杆菌随粪便排出后污染水、食物及生活用品，经口使人感染，亦可通过苍蝇污染食物而传播。痢疾杆菌污染食物和水源，流行季节可引起暴发流行。

3. 人群易感性

人群普遍易感，病后免疫力短暂且不稳定，各群、型之间无交叉免疫，故易复发和重复感染。本病一年四季均可发生，以夏、秋两季容易流行。儿童发病率最高，多见于卫生条件较差的地区。

二、发病机制

痢疾杆菌进入人体后是否引起发病，取决于细菌数量、致病力及人体的抵抗力。在人体抵抗力低下时，未被胃酸杀死的痢疾杆菌侵入结肠上皮细胞，经基底膜进入固有层，并在其中繁殖，释放毒素，引起肠黏膜的炎症反应和固有层小血管循环障碍，肠黏膜出现炎症、坏死及溃疡，引起腹痛、腹泻及黏液脓血便。内毒素入血后引起全身毒血症状。

三、临床表现

潜伏期多在1~4天，短者仅为数小时。

1.普通型(典型菌痢)

起病急，高热。大便每天10次以上，以黏液、脓血为主，便后有里急后重感，伴全身乏力、食欲减退，恶心、呕吐，阵发性腹痛。多数可于1周左右恢复。

2.轻型(非典型菌痢)

不发热或低热。大便每天10次以内，大便脓血量不多或仅为黏液，无明显全身症状。3~7天内病情好转，少数转为慢性。

3.重型

发病急骤，高热，腹泻每天30次以上，为稀水脓血便，甚至大便失禁，腹痛、里急后重明显。后期可出现严重腹胀及中毒性肠麻痹，常伴呕吐，脱水严重。部分患者病情较重，可能会出现中毒性休克，心、肾功能不全，败血症等病变。

4.中毒型

多见于2~7岁幼儿。发病急骤，高热、惊厥、昏迷、休克、呼吸衰竭等全身中毒症状明显，而肠道症状较轻，可无腹泻和脓血便。

5.慢性菌痢

病情反复发作或迁延不愈超过2个月，即为慢性菌痢。常见于营养不良、佝偻病、贫血的婴幼儿，或急性期治疗不当、伴胃肠道疾病的婴幼儿；体温正常或低热，大便性质不定，有黏液或黏液、脓血交替出现。

四、并发症

急性期或恢复期患者偶可并发大关节渗出性关节炎，是变态反应所致。小儿中毒性菌痢因惊厥反复持续，昏迷程度较重者可发生失明、失语、耳聋及四肢瘫痪等后遗症。个别病例也可发生肠穿孔。

五、健康教育及预防

1.一般预防

(1)切断传播途径。做好水源、饮食、环境卫生，加强粪便管理，饭前便后洗手，消灭苍蝇、蟑螂等。

（2）管理传染源。对托育机构、食品行业、自来水厂等重点工作人员进行定期粪便检查，及时发现和治疗带菌者。

2.疫苗接种

口服菌痢减毒活疫苗，保护率可达80%左右，免疫力可维持6~12个月，但不同菌型间无交叉免疫。

3.生活日常护理

（1）婴幼儿患痢疾后应采取有效隔离与消毒措施，隔离至症状完全消失、大便正常后1周。

（2）患儿使用的碗、筷、杯、盘等用具每天要煮沸10分钟，衣服、被褥要勤洗勤晒。便盆和大便也要进行消毒，可用开水烫，也可用火碱或生石灰进行消毒。照护者也要注意经常洗手，防止交叉感染。

（3）急性期的患儿要卧床休息，居室应设有纱窗等防蝇设备，保持安静、凉爽。

（4）患儿在解大便时可用布兜住，防止腹压增高造成肛门、直肠脱垂。如有腹痛、里急后重应坐便盆。每次排便后要用温水洗净臀部，保持局部皮肤清洁干燥，防止红臀。

（5）照护者应记录患儿的大便次数和性状。痢疾好转后首先要调节饮食，饮食宜清淡。有腹泻和发热时应停止辅食。大便次数减少、黏液便改善后可增加脂量少的流食，如米粥，少吃多餐。恢复期以高蛋白饮食为主，但进食量不可过多，此时患儿食欲好转，容易暴食，照护者要注意。慢性痢疾患儿的饮食应着重补充营养，慢性痢疾与营养不良者之间可以相互影响。

（6）痢疾发作时患儿可因口腔不干净而发生口腔炎或中耳炎等并发症，因此在吃饭前后要用温开水给患儿漱口。

（7）发热、腹泻、出汗可使体内失去大量的水分和盐，因此要给患儿多喝水，最好是糖盐水。

4.日常预防照护要点

（1）正确佩戴医用外科防护口罩。

（2）接触前后应清洁双手（七步洗手法）。

（3）患儿日常生活用品应专人专用，定期清洗。

（4）采取适宜的喂养方式并加强营养支持，增强婴幼儿自身免疫力。

（5）耐心细致，多抚摸、搂抱患儿，给予其心理感情支持。

任务评价

【学习评价】

主题	内容	优秀	良好	一般	较差	很差
学习态度	能准时参加全部课程，按时提交作业，及时查阅教师上传的学习材料	5	4	3	2	1
专业知识	掌握细菌性痢疾传播途径、预防措施	5	4	3	2	1
研讨精神	积极参与讨论，对其他人的发言能提出合理的分析和见解	5	4	3	2	1
团队协作	能很好地融入课堂小组讨论，共同推进学习进程	5	4	3	2	1
沟通交流	能够清晰准确地表达自己的观点，与他人交流时态度、语气恰当	5	4	3	2	1
人文素养	能够关注医学人文知识，有意识地树立职业精神	5	4	3	2	1
信息素养	会检索常见的医学专业文献数据库，主动阅读医学文献	5	4	3	2	1
实践应用	对细菌性痢疾患儿进行照护，对细菌性痢疾患儿的房间及用物杀菌消毒处理	5	4	3	2	1
自我小结						

【企业评价】

评价维度	评价项目及标准	1	2	3	4	5	6	7
知识	细菌性痢疾传播途径、预防措施							
技能	能正确进行细菌性痢疾健康宣教，能对细菌性痢疾患儿实施照护							
情感	对婴幼儿有耐心、细心，具有团队协作意识							

任务小结

细菌性痢疾是由痢疾杆菌引起的消化道传染病，主要通过饮食传播。发病后体温在39℃以上，腹痛腹泻，大便带血，一天腹泻10次以上。高热易造成幼儿惊厥昏迷。

预防措施：加强环境卫生、个人卫生和饮食卫生，防蝇。

任务三

阿米巴痢疾

任务描述

阿米巴痢疾是由溶组织内阿米巴感染所引起的肠道疾病，病变多见于近端结肠和盲肠，主要表现为腹部不适、腹痛、腹泻、寒战、高热等。其发病存在季节差异，以秋季为多，夏季次之。人群普遍易感，但婴幼儿发病机会相对较少。在卫生条件较差的地区发病率较高，伴随我国卫生状况的改善，急性阿米巴痢疾已较少见。

工作表单

工作表单1

小组讨论

古时候，人们把腹泻病都称为“痢疾”。到了1875年，俄罗斯的外科医生首先在彼得堡的1例痢疾患者的粪便及其尸体解剖大肠壁溃疡中发现了这种能引起腹泻的原虫滋养体，当时被命名为“阿米巴”。所以，这种腹泻病后来被命名为“阿米巴痢疾”。

阿米巴痢疾有果酱样大便吗?

工作表单2

材料学习：溶组织内阿米巴与消化系统

未被胃液杀死的溶组织内阿米巴包囊进入小肠下段，经胰蛋白酶作用脱囊而逸出4个滋养体，寄生于结肠腔内。滋养体通过分泌蛋白水解酶、细胞毒性物质，使靶细胞于20分钟后死亡。滋养体也可分泌具有肠毒素样活性物质，可引起肠蠕动增快、肠痉挛而出现腹痛、腹泻。

溶组织内阿米巴可以侵犯人体哪些部位?

工作表单3

材料学习:阿米巴痢疾的病原体特点及理化因素

溶组织内阿米巴雌虫产卵量极大,且虫卵对恶劣环境有较强的耐受力,虫卵在泥土中生存数月仍具有感染力,在5~10℃可生存2年。溶组织内阿米巴的生活史有滋养体和包囊两期。

1.滋养体

按其形态分为大滋养体和小滋养体两型,寄生于结肠壁内或肠腔内,以二分裂法繁殖。大滋养体直径为20~60μm,具有侵袭与破坏组织的能力,多见于急性患者的粪便和病灶组织中,又称组织型滋养体。当宿主免疫功能良好或环境不利时可变为小滋养体,直径为10~20μm,无明显侵袭能力,不吞噬红细胞,寄生于结肠腔,又称肠腔型滋养体。小滋养体为大滋养体和包囊的中间型,当宿主免疫功能及肠道环境恢复正常时,形成包囊。滋养体抵抗力弱,在体外极易死亡,易被胃酸灭杀,无传播性。

2.包囊

圆球形,直径为10~16μm,外周为透明的囊壁,内含1~4个核,中央有核仁。成熟的4核包囊有感染性。包囊对外界抵抗力较强,在粪便中能存活2周以上,在水中能存活约5周,普通饮用水消毒的余氯浓度无杀灭作用,但50℃加热数分钟可杀死。10%石炭酸、50%乙醇可杀死包囊。

对于阿米巴痢疾临床中如何进行粪便检查?注意哪些内容?

学习支持

一、流行病学

1. 传染源

凡粪便中排出阿米巴包囊的宿主均为传染源，以无症状包囊携带者为主，其次是慢性和恢复期患者。急性期患者多排出滋养体，不成为传染源。

2. 传播途径

主要通过被包囊污染的水、土壤、食物、手、玩具等经口感染，苍蝇和蟑螂可携带包囊，也起到一定的传播作用。

二、发病机制

溶组织内阿米巴包囊污染的食物和水经口摄入后，未被胃液杀死的进入小肠下段，经胰蛋白酶作用脱囊而逸出4个滋养体，寄生于结肠腔内。被感染者免疫力低下时，滋养体发育并侵入肠壁组织，吞噬红细胞及组织细胞，损伤肠壁，形成溃性病灶。

溶组织内阿米巴对宿主的损伤主要通过其接触性杀伤机制，大滋养体的伪足运动可主动靠近并侵入肠组织，数秒钟内滋养体通过分泌蛋白水解酶、细胞毒性物质，使靶细胞于20分钟后死亡。滋养体也可分泌具有肠毒素样活性物质，可引起肠蠕动增快、肠痉挛而出现腹痛、腹泻。

三、临床表现

潜伏期一般为3周，短至数日或长达年余。

1. 无症状型

最常见，多于大便检查时查到阿米巴包囊。当被感染的婴幼儿抵抗力低下时，可转变为急性阿米巴痢疾。

2. 急性阿米巴痢疾

（1）轻型。仅表现为腹部不适、稀便，偶有腹泻。大便检查可以发现阿米巴滋养体和包囊。

（2）普通型。以腹痛、腹泻开始，大便次数逐渐增加。伴有里急后重感，大便带血或黏液，呈暗红色或紫红色，有腥臭味。

（3）重型。少见。全身状态差，出现高热、寒战、腹痛、腹泻。而且里急后重感明显，大便恶臭，有脓血，每日可达20余次。还伴呕吐、虚脱，可以出现不同程度的脱水和水电解紊乱。

3. 慢性阿米巴痢疾

急性阿米巴痢疾若持续存在达2个月以上，则转为慢性。便秘、腹泻交替出现，间歇期可以健康如常，发病时可伴有脐周或下腹部疼痛，久病者会出现贫血、消瘦、营养不良等。

四、并发症

1.肠道并发症

肠出血、肠穿孔、阑尾炎、结肠病变、直肠—肛周瘘管。

2.肠外并发症

阿米巴肝脓肿最常见。

五、健康教育及预防

1.一般预防

(1)讲究饮食卫生、个人卫生及文明的生活方式,不喝生水,不吃不洁瓜果,不吃生菜,养成餐前便后和制作食品前洗手等卫生习惯。

(2)加强粪便管理、畜圈的卫生管理,因地制宜做好粪便无害化处理,改善环境卫生。

(3)保护公共水源,严防粪便污染。饮用水应煮沸。

(4)加强食堂的卫生管理。食品制作及工作人员操作过程均应有卫生监督措施。

(5)大力扑灭苍蝇、蟑螂,采用防蝇罩或其他措施,避免食物被污染。

2.生活日常护理

(1)给予精神安慰,坚持用药。

(2)做好婴幼儿的口腔、皮肤清洁。饭前便后洗手,勤换内衣裤,便后温水清洗肛门及周围皮肤。

(3)注意休息,给予流质或半流质高蛋白、多维生素饮食,避免刺激性食物。

(4)以消化道隔离至连续3次粪便检查未查出滋养体或包囊为止。

(5)餐具、便器单独使用并消毒,衣被阳光下暴晒。

(6)密切观察病情。对剧烈腹痛、频繁腹泻者遵医嘱给药,可腹部热水袋热敷。如经适当处理后腹痛仍不缓解,应警惕并发症的发生,及时就医。腹泻严重至脱水或进食差者,应补液。

(7)慢性阿米巴痢疾注意观察有无贫血。

3.日常预防照护要点

(1)正确佩戴医用外科防护口罩。

(2)接触前后应清洁双手(七步洗手法)。

(3)患儿日常生活用品应专人专用,定期清洗。

(4)采取适宜的喂养方式并加强营养支持,增强婴幼儿自身免疫力。

(5)耐心细致,多抚摸、搂抱患儿,给予其心理感情支持。

任务评价

【学习评价】

主题	内容	优秀	良好	一般	较差	很差
学习态度	能准时参加全部课程，按时提交作业，及时查阅教师上传的学习材料	5	4	3	2	1
专业知识	掌握阿米巴痢疾传播途径、预防措施、照护要点	5	4	3	2	1
研讨精神	积极参与讨论，对其他人的发言能提出合理的分析和见解	5	4	3	2	1
团队协作	能很好地融入课堂小组讨论，共同推进学习进程	5	4	3	2	1
沟通交流	能够清晰准确地表达自己的观点，与他人交流时态度、语气恰当	5	4	3	2	1
人文素养	能够关注医学人文知识，有意识地树立职业精神	5	4	3	2	1
信息素养	会检索常见的医学专业文献数据库，主动阅读医学文献	5	4	3	2	1
实践应用	能够对阿米巴痢疾患儿进行照护，对阿米巴痢疾患儿的房间及用物杀菌消毒处理	5	4	3	2	1
自我小结						

【企业评价】

评价维度	评价项目及标准	1	2	3	4	5	6	7
知识	掌握阿米巴痢疾传播途径、预防措施、照护要点							
技能	能正确进行阿米巴痢疾健康宣教，能对阿米巴痢疾患儿实施照护							
情感	对婴幼儿有耐心、细心，具有团队协作意识							

任务小结

阿米巴痢疾是由溶组织内阿米巴感染所引起的肠道疾病，病变多见于近端结肠和盲肠，主要表现为腹部不适，腹痛、腹泻、寒战、高热等。

预防措施：讲究饮食卫生、个人卫生及文明的生活方式，不喝生水，不吃不洁瓜果，不吃生菜，养成餐前便后和制作食品前洗手等卫生习惯，防蝇。

任务四

伤寒

任务描述

伤寒是由伤寒杆菌引起的一类急性肠道传染病，以夏秋季多见，世界各地都有发生，以温带及热带地区为多。发达国家由于卫生条件好，发病率低。在发展中国家，伤寒仍是一种常见的传染病，特别是在洪涝、地震等自然灾害时易发生。未患过伤寒和未接种过伤寒菌苗的个体，均属易感人群，发病以学龄前儿童和青年多见。婴幼儿年龄越小，伤寒的表现越不典型，难以在早期确诊。

工作表单

工作表单1

小组讨论

1659年，英国内科医生首先描述具有持续发热、相对缓脉、神经系统中毒症状、脾肿大、玫瑰疹，少数病例可并发肠出血和肠穿孔等临床特征的疾病，称之为伤寒，并将其从斑疹伤寒中分离出来。1873年，英国内科医生阐明了伤寒的发病本质，认识到它的传染性，基本病理变化是小肠淋巴组织的增生、坏死。中医的伤寒意指为寒所伤，包括有畏寒发热症状的疾病。

19世纪50年代克里米亚战争爆发时，因伤寒而死亡的士兵是因战伤而死亡的10倍。1907年，美国出现历史上第一位超级传播者“伤寒玛丽”。

伤寒从何而来？

工作表单2

材料学习

伤寒杆菌与血液系统	伤寒杆菌通过肠黏膜，在肠道淋巴组织及肠系膜淋巴组织中繁殖，释放入血液导致第一次菌血症。然后随血进入肝、脾、胆囊、骨髓等继续大量繁殖，再次入血导致第二次菌血症，释放内毒素，出现症状。
伤寒杆菌与消化系统	胆道内大量繁殖的伤寒杆菌随粪便排出，一部分再次侵入肠道淋巴组织，使肠道病变加重，引起肠出血、肠穿孔。
伤寒杆菌与其他	由于伤寒杆菌内毒素可激活单核吞噬细胞释放一系列细胞因子，因而引起发热、表情淡漠、相对缓脉等全身中毒症状。

伤寒出现一系列症状的主要原因是什么？

工作表单3

材料学习：伤寒的病原体特点及理化因素

伤寒杆菌属于沙门氏菌属的D群，革兰氏染色阴性。短杆状，长2~3μm，宽0.5~0.8μm。有鞭毛，能运动。菌体裂解时，可释放毒力很强的内毒素，对本病的发生发展起重要作用，是重要的致病因素。伤害杆菌主要有鞭毛抗原(H抗原)、菌体抗原(O抗原)及表面抗原(Vi抗原)，在机体感染后诱生相应的抗体。通常检测血清中O、H抗体(肥达反应)以辅助临床诊断；Vi抗体检测主要用于调查伤寒慢性带菌者。

伤寒杆菌在自然界中生命力强，能耐低温，在水中能存活2~3周，在粪便中可存活1~2月，在牛奶、肉类、蛋类中生存数月。但其耐热性不强，60℃加热15分钟或煮沸后即可杀灭。对一般化学消毒剂敏感，在5%石炭酸溶液中5分钟内死亡，消毒饮水余氯0.2~0.4mg/L时迅速死亡。

在《传染病防治法》中伤寒属于哪一类传染病？

学习支持

一、流行病学

1.传染源

带菌者及患者是传染源。带菌者及患者在潜伏期内即可从粪便排出伤寒杆菌,发病2~4周,粪、尿中排菌最高,传染性最强;恢复期后2周内仍有半数排菌。少数患者可持续排菌3个月以上,个别可终身排菌。排菌期限在3个月内称为暂时带菌者,3个月以上称为慢性带菌者。所有带菌者是引起伤寒流行,尤其是散发流行的重要传染源。

2.传播途径

可通过污染的水或食物、日常生活接触以及苍蝇和蟑螂等传播。水源污染是传播本病的重要途径,常是引起暴发流行的主要原因。日常生活接触是散发流行的主要传播方式。苍蝇和蟑螂等媒介可机械性携带病原菌引起散发流行。

3.人群易感性

普遍易感,病后免疫力持久。

二、发病机制

伤寒杆菌进入消化道后,胃酸杀灭大部分细菌。未被杀灭的细菌通过肠黏膜,经淋巴管进入肠道淋巴组织及肠系膜淋巴组织中繁殖,释放入血导致第一次菌血症。此时属潜伏期,患者无症状。伤寒杆菌随血进入肝、脾、胆囊、骨髓、淋巴结的单核巨噬细胞内大量繁殖,再次入血导致第二次菌血症,释放内毒素,出现症状。在病程第2~3周,伤寒杆菌继续随血液播散全身。胆道内大量繁殖的伤寒杆菌随粪便排出,一部分再次侵入肠道淋巴组织,使肠道病变加重,引起肠出血、肠穿孔。由于伤寒杆菌内毒素可激活单核吞噬细胞释放一系列细胞因子,因而引起发热、表情淡漠、相对缓脉等全身中毒症状。

三、临床表现

婴幼儿伤寒起病急骤,发病前有一段潜伏期,时间长短与伤寒杆菌的感染量以及机体的免疫状态有关,波动范围为3~60天,通常为7~14天。

1.持续发热

最早出现,5~7天内达39~40℃,伴全身不适、乏力、四肢酸痛等。

2.神经系统中毒症状

表情淡漠、呆滞、反应迟钝、听力下降,严重者可出现谵妄,甚至昏迷。婴幼儿可出现抽搐。

3.消化道症状

食欲减退、腹部不适、腹胀,还多见便秘症状。仅10%的患者会出现腹泻,多为水样便。右下腹可有深压痛。

4.玫瑰疹

多数患者在病程7~14天可出现淡红色的小斑丘疹，称为玫瑰疹。直径2~4mm，压之褪色，主要分布在胸、腹及肩背部，一般在2~4天内变暗淡、消失，可分批出现。有时可变成压之不褪色的小出血点。

5.肝脾肿大

质软有压痛。

四、并发症

婴幼儿伤寒并发症发生率高，最易并发呼吸系统疾病，多见于支气管炎和肺炎。少数婴幼儿以并发症状为突出表现，如中毒性肝炎、中毒性心肌炎、肺炎、中毒性脑病、肠穿孔等，极易被误诊、漏诊，因此遇到原因不明发热的婴幼儿或伴多脏器受累时应考虑到伤寒的可能。

五、健康教育及预防

1.一般预防

伤寒具有传染性，婴幼儿一旦确诊为伤寒，须立即进行隔离治疗，防止疾病传播。

（1）卫生管理。养成良好的个人卫生习惯，坚持饭前便后洗手；避免饮用生水，避免进食未煮熟的肉类食品，进食水果前应洗净或削皮；保持生活环境整洁，处理好粪便，消灭苍蝇蚊虫，定期进行消毒。

（2）避免接触患者。患者是伤寒的直接传染源，婴幼儿为易感者，应避免与患者接触，以免患病影响身体健康。

2.疫苗接种

易感人群建议进行预防接种。但疫苗仅有部分免疫保护作用。因此，已经进行免疫预防的个体，仍然需要注意饮食卫生。

3.生活日常护理

（1）注意日常合理作息，保持平稳心态。

（2）婴幼儿逐渐恢复后可适当进行身体活动，有利于增强机体免疫力。

（3）供给营养丰富、能量充足、搭配均衡的饮食，以满足婴幼儿的机体需求，同时注意避免辛辣、过硬的食物，以减少肠道机械性和化学性刺激，促进机体康复。

4.日常预防照护要点

（1）正确佩戴医用外科防护口罩。

（2）接触前后应清洁双手（七步洗手法）。

（3）患儿日常生活用品应专人专用，定期清洗。

（4）采取适宜的喂养方式并加强营养支持，增强婴幼儿自身免疫力。

（5）耐心细致，多抚摸、搂抱患儿，给予其心理感情支持。

任务评价

【学习评价】

主题	内容	优秀	良好	一般	较差	很差
学习态度	能准时参加全部课程，按时提交作业，及时查阅教师上传的学习材料	5	4	3	2	1
专业知识	掌握伤寒的传播途径、预防措施、预防照护要点	5	4	3	2	1
研讨精神	积极参与讨论，对其他人的发言能提出合理的分析和见解	5	4	3	2	1
团队协作	能很好地融入课堂小组讨论，共同推进学习进程	5	4	3	2	1
沟通交流	能够清晰准确地表达自己的观点，与他人交流时态度、语气恰当	5	4	3	2	1
人文素养	能够关注医学人文知识，有意识地树立职业精神	5	4	3	2	1
信息素养	会检索常见的医学专业文献数据库，主动阅读医学文献	5	4	3	2	1
实践应用	能够对伤寒患儿进行照护，对伤寒患儿的房间及用物杀菌消毒处理	5	4	3	2	1
自我小结						

【企业评价】

评价维度	评价项目及标准	1	2	3	4	5	6	7
知识	掌握伤寒的传播途径、预防措施、预防照护要点							
技能	能正确进行伤寒健康宣教，能对伤寒患儿实施照护							
情感	对婴幼儿有耐心、细心，具有团队协作意识							

任务小结

伤寒是由伤寒杆菌引起的一类急性肠道传染病，潜伏期通常为7~14天。常有持续发热、表情淡漠、相对缓脉、玫瑰皮疹、肝脾肿大等临床表现。对于曾接受过预防接种的患者，预后较好，但婴幼儿患者预后较差。

预防措施：避免接触患者，避免饮用生水，避免进食未煮熟的肉类食品，进食水果前应洗净或削皮。易感人群建议进行预防接种。

任务五

感染性腹泻

任务描述

感染性腹泻是由病原微生物及其产物感染肠道所引起的以大便次数增多、全身不适、食欲不振、恶心以及呕吐为主的一组肠道传染病。好发于6个月至2岁婴幼儿，是我国小儿最多发疾病之一。感染性腹泻主要发生在夏秋季节，分别称为夏季腹泻（主要病原为细菌）和秋季腹泻（主要病原为病毒），是造成婴幼儿营养不良和生长发育障碍的主要原因之一，也是我国儿童保健重点防治的疾病之一。

工作表单

工作表单1

小组讨论

轮状病毒于1973年从澳大利亚腹泻儿童肠活检上皮细胞内发现，形如轮状，故命名为“轮状病毒”。病毒颗粒含双股RNA，直径70nm，也有直径为55nm的缺损病毒。用电泳法分型为7组，即A~G组，最近又发现副轮状病毒。首先发现的是A组，B组轮状病毒在中国发现，C组于1988年在日本首先发现。A、B、G三组能引起人畜共患病，其他组主要引起动物腹泻，少数感染人群。

婴幼儿感染性腹泻中以轮状病毒最为常见，轮状病毒从何而来？

工作表单2

材料学习：轮状病毒与消化系统

病毒侵入肠道后，在十二指肠和空肠绒毛顶端柱状上皮细胞内复制，使细胞发生变性、坏死，微绒毛肿胀不规则和变短。受累肠黏膜上皮细胞脱落，固有层可见淋巴细胞浸润。所以，小肠黏膜回吸收水分和电解质能力受损而形成腹泻。

引起人体腹泻的人轮状病毒主要是哪些?

工作表单3

材料学习:轮状病毒的病原体特点及理化因素

病毒体呈圆球形,有双层衣壳,每层衣壳呈二十面体对称。内衣壳的壳微粒沿着病毒体边缘呈放射状排列,形同车轮辐条。完整病毒大小为70~75nm,无外衣壳的粗糙型颗粒为50~60nm。有双层衣壳的病毒体有传染性。病毒体的核心为双股RNA,由11个不连续的节段组成。轮状病毒对理化因子的作用有较强的抵抗力。病毒经乙醚、氯仿、反复冻融、超声、37℃1小时或室温(25℃)24小时等处理,仍具有传染性。该病毒耐酸、碱,在pH3.5~pH10.0都具有传染性。95%的乙醇是最有效的该病毒灭活剂,56℃加热30分钟也可灭活病毒。

常见的消化道抗生素能杀死轮状病毒吗?

学习支持

一、流行病学

1.传染源

患者(重要的传染源),无症状带毒者(常见的有潜伏期、恢复期、慢性等携带者)及受感染的动物。

2.传播途径

(1)主要通过粪—口途径传播。

(2)少数可以通过食用被污染的水和食物传播,导致食源性细菌性腹泻。

(3)人与动物的密切接触也可以传播。

(4)苍蝇、蟑螂等昆虫因为其特殊的生活习性,在细菌性感染性腹泻传播中也发挥了重要的作用。

(5)医院内被污染的公共用品和医务人员的手也可以成为传播媒介。

3.人群易感性

普遍易感，感染后可获得一定程度的特异性免疫力。

二、发病机制

1.细菌性腹泻

(1)分泌性腹泻。当细菌经口进入肠道之后，在小肠内进行繁殖，黏附在肠黏膜上面，释放毒素，毒素与肠道黏膜的受体相结合，刺激肠道黏膜分泌更多的水分，当肠道黏膜吸收能力下降，不能吸收过多的水分时便能导致腹泻。

(2)侵袭性腹泻。细菌直接侵入肠道上皮细胞，繁殖并分泌外毒素，导致细胞蛋白合成障碍，造成细胞功能障碍以及组织炎性渗出，从而使肠道水液吸收出现障碍，引起腹泻。

2.病毒性腹泻

病毒侵犯小肠黏膜上皮细胞，黏膜受累，绒毛破坏，肠黏膜对水电解质过度分泌，呈水样腹泻。肠腔内渗透压增加，使症状加重，大量的吐泻，丢失水和电解质，导致脱水、酸中毒和电解质紊乱。

三、临床表现

1.急性腹泻

(1)轻型。食欲不振，溢乳或呕吐，大便次数增多，但每次大便量不多，稀薄或带水，有酸味、奶瓣或泡沫，无脱水及全身中毒症状。

(2)重型。胃肠道症状较重，有较明显的脱水、电解质紊乱和全身感染中毒症状，伴有发热、神靡、嗜睡，甚至昏迷、休克、代谢性酸中毒、低钙、低镁(抽搐、惊厥)。

2.迁延性或慢性腹泻

主要见于急性腹泻迁延不愈而来。人工喂养及营养不良儿童多见。

四、健康教育及预防

1.一般预防

感染性腹泻易引起流行，应注意消毒隔离，防止交叉感染。

(1)坚持母乳喂养，及时合理添加辅食。

(2)注意饮食卫生，培养良好的卫生习惯，注意乳品的保存和乳具、食具的定期消毒。

(3)注意腹部保暖，保持口腔及皮肤清洁，及时换尿布，每次排便后用温开水冲洗臀部。

(4)避免长期使用广谱抗生素，以免肠道菌群失调。

2.疫苗接种

口服轮状病毒活疫苗是预防婴幼儿轮状病毒肠炎较为有效的手段。

3.生活日常护理

(1)环境。保持病室内通风换气,经常进行病室消毒,以保证患儿生活环境清洁。

(2)饮食。根据患儿的病情调整喂养方法,母乳喂养者缩短喂奶时间,延长间隔时间;混合喂养者可停牛奶或其他代乳品,单喂母乳;人工喂养者牛奶量应减少、稀释。

(3)防止交叉感染。照护人员接触患儿前后或换尿布前后均应洗手消毒,并对奶瓶、餐具消毒、灭菌。

(4)臀部。腹泻导致患儿多次大便,会使肛门红肿、刺痛,每次大便后要用温水清洗,洗净后保持臀部干燥。如皮发红可涂紫草油或红霉素软膏,如表面破溃,可用烤灯照射,注意防止烫伤。

(5)发热。降温应以比较安全有效的物理降温为主,如降低室温,减少衣被,头枕冰袋,应多喂水,出汗者及时擦干汗液后更换内衣裤。当体温在38.5℃以上时需对症治疗,如患儿高热不退,应及时送检大便。

(6)病情变化。照护人员要时刻观察患儿表情、精神、面色、生命体征、大便性状,注意并记录腹泻与呕吐的次数、量,及其他伴随症状。发现脱水、电解质紊乱等并发症,及时送医。

(7)感染性腹泻要在医生指导下用药。用药前应去医院做粪便细菌培养,明确致病菌后再针对病因选择合适的药物治疗。

(8)要特别注意预防脱水。造成死亡最重要的原因就是脱水和酸中毒,补充水分和电解质是否及时和充分往往决定着病情发展及痊愈快慢。轻、中度腹泻可采用世界卫生组织推荐的口服补液盐(ORS)。重度腹泻应及时到医院通过静脉补液纠正脱水。

(9)可服用肠道微生态制剂和肠黏膜保护剂。小儿腹泻时伴有肠道菌群的紊乱,可服用一些肠道微生态制剂,如合生元、金双歧、妈咪爱等,或肠黏膜保护剂,如思密达等,可帮助缩短病程,效果良好。

任务评价

【学习评价】

主题	内容	优秀	良好	一般	较差	很差
学习态度	能准时参加全部课程,按时提交作业,及时查阅教师上传的学习材料	5	4	3	2	1
专业知识	掌握感染性腹泻传播途径、预防措施、预防照护要点	5	4	3	2	1
研讨精神	积极参与讨论,对其他人的发言能提出合理的分析和见解	5	4	3	2	1

续表

主题	内容	优秀	良好	一般	较差	很差
团队协作	能很好地融入课堂小组讨论，共同推进学习进程	5	4	3	2	1
沟通交流	能够清晰准确地表达自己的观点，与他人交流时态度、语气恰当	5	4	3	2	1
人文素养	能够关注医学人文知识，有意识地树立职业精神	5	4	3	2	1
信息素养	会检索常见的医学专业文献数据库，主动阅读医学文献	5	4	3	2	1
实践应用	能够对感染性腹泻患儿进行照护，对感染性腹泻患儿的房间及用物杀菌消毒处理	5	4	3	2	1
自我小结						

【企业评价】

评价维度	评价项目及标准	1	2	3	4	5	6	7
知识	熟悉感染性腹泻传播途径、预防措施、预防照护要点							
技能	能正确进行感染性腹泻健康宣教，能对感染性腹泻患儿实施照护							
情感	对婴幼儿耐心、细心照护，具有团队协作意识							

任务小结

感染性腹泻以大便次数增多和大便性状改变为主要特点，伴有呕吐、发热、等症状及不同程度脱水，电解质、酸碱平衡紊乱，严重者可出现休克、抽搐等症状。

预防措施：养成良好的卫生习惯，合理喂养。注意气候变化，及时给婴幼儿添加衣被，避免受凉。感染性腹泻易引起流行，应做好消毒隔离工作，防止交叉感染。

任务六

蛔虫病

任务描述

蛔虫病是蛔虫成虫或幼虫寄生在人体小肠或其他器官所引起的慢性传染病，曾是我国农村地区的常见病之一，尽管其在当前的流行程度较21世纪初已大幅减轻，但仍然广泛存在。幼儿会由于食入感染期虫卵而被感染，蛔虫病是幼儿最常见的肠道寄生虫病，轻者多无明显症状，严重者可出现胆道蛔虫病、肠梗阻等并发症。

工作表单

工作表单1

小组讨论

蛔虫是很古老的寄生虫，张仲景的《金匮要略》是世界上最早记载胆道蛔虫病症的书籍。18世纪初，科学家借助显微镜，发现了蛔虫卵。1860年德国医生莫斯勒通过自体实验，证明蛔虫能直接在人体发育。

简述蛔虫从何而来。

工作表单2

材料学习

蛔虫与消化系统	幼虫从肠内逸出，穿过肠壁，侵入肠黏膜和黏膜下层，钻入淋巴结和肠系膜静脉。
蛔虫与呼吸系统	幼虫经肝、右心，到达肺，穿过肺泡毛细血管，进入肺泡时，小血管破裂，肺脏出血和水肿，严重者伴发肺炎。幼虫在经历2~3次蜕皮后，沿支气管、气管逆行至咽部。蛔虫就待在咽部静候着吸收营养，人的每一次的吞咽都有助于它进入下一阶段。
蛔虫与其他	蛔虫会跑到呼吸系统或者循环系统，又重新回到消化系统。由于蛔虫有穿孔的能力，一旦闯到了心脏瓣膜、肝脏等器官，就会造成患者死亡。

蛔虫病会引起肺炎的主要原因是什么？

工作表单3

材料学习：蛔虫病的病原体特点及理化因素

蛔虫是寄生于人体内的大型线虫，形似蚯蚓，雌雄异体。随粪便排出人体的蛔虫卵在温度、湿度适宜和氧气充分的泥土中，5~10天发育成熟，即具有感染性。从感染性虫卵进入人体到发育为成虫并产卵，需2~2.5个月，成虫寿命为1~2年。虫卵对恶劣环境有较强的耐受力，在泥土中生存数月仍具有感染力，在5~10℃条件下可生存2年，60~65℃水中5分钟灭活，阳光直射迅速死亡，一般消毒剂难以灭活。

蛔虫病是属于原虫感染还是蠕虫感染？

学习支持

一、流行病学

1.传染源

患者为本病的主要传染源。

2.传播途径

感染性虫卵污染水、土壤、食物、手、玩具等而经口吞入是主要的感染途径。

3.人群易感性

普遍易感，感染与环境卫生、个人卫生密切相关。农村高于城市，儿童高于成人。

二、发病机制

虫卵被吞食后，大部分被胃酸杀死，小部分进入小肠，虫卵中的胚蚴破壳而出，侵入小肠黏膜和黏膜下层进入微血管，经门静脉系统到肝，再经下腔静脉、右心到达肺脏或经淋巴管沿胸导管、奇静脉入右心而到达肺脏，然后穿破肺毛细血管进入肺泡。蚴虫在肺泡经两次蜕皮长大，然后沿支气管、气管逆行至会厌，再被吞下至小肠发育成为成虫，成虫寄生于空肠最多，回肠次之，十二指肠最少。成虫有向别处移行和钻孔的习性，可引起胆道蛔虫病、蛔虫性肠梗阻，阻塞气管、支气管可导致窒息而死亡，亦可钻入阑尾或胰管引起炎症。

三、临床表现

1.蚴虫移行引起的症状

（1）蚴虫进入肺泡时可引起蛔虫性嗜酸细胞性肺炎，表现为起时发热、咳嗽，重症者有气急或痰中带血，2周左右症状消失。

（2）蚴虫移行过程中偶可随血流侵入肝、脑、眼等器官，产生异位损害，表现为肝肿大、癫痫、眼睑浮肿。

（3）虫体异性蛋白可引起全身过敏反应，如荨麻疹、皮肤瘙痒、鼻黏膜及咽部刺激症状等。

2.成虫引起的症状

（1）轻度感染者无明显症状，严重者可出现营养不良、消瘦或发育障碍。

（2）消化道症状常有多食但容易饥饿、异食癖（如喜吃炉渣、土块）或脐周阵发性疼痛，但疼痛不剧烈，揉按后可缓解。

（3）神经系统症状表现为烦躁、易惊或萎靡、磨牙等。

四、并发症

1.胆道蛔虫病

最常见的并发症。以存在于胆总管最多见，当蛔虫钻入胆道时，患儿突发右上腹阵发性剧烈疼痛，导致辗转不安、弯腰捧腹、大汗淋漓，常伴有呕吐，有时吐出虫。体检时仅剑突右下方有轻度压痛，腹部体征与剧烈腹痛不一致为本病特征。胆道感染时，患儿可出现发热、黄疸、外周血白细胞增多。虫体大多可自行退出，但可反复发作。

2.蛔虫性肠梗阻

发生率仅次于胆道蛔虫病，它是因大量成虫扭结成团阻塞肠腔，或蛔虫毒素刺激肠壁引起痉挛所致，多为不完全性肠梗阻。主要表现为脐周或右下腹突发间歇性疼痛，阵发性加剧，伴有呕吐、腹胀，腹壁可见肠型和蠕动波，并可触及条索状可移动包块。多见于10岁以下婴幼儿，尤以2岁以下最多见。

3.其他疾病

蛔虫偶可钻入阑尾或胰腺引起阑尾炎或胰腺炎，甚至穿破肠道引起肠穿孔及腹膜炎。

五、健康教育及预防

蛔虫病是一种经粪—口途径传播的传染性疾病，日常养成良好卫生、饮食习惯，有助于预防本病的发生。

1.一般预防

(1)养成良好的生活习惯，饭前便后洗手，纠正吸吮手指等不良习惯。

(2)不饮生水，食用蔬菜、水果时要彻底清洗，烹饪时要将食材彻底煮熟。

(3)不用未经处理的粪便做肥料。

(4)保持生活环境的卫生清洁，不随地大小便。

2.生活日常护理

(1)减轻疼痛。①卧位时宜屈膝侧卧或半卧位；②在没有急腹症表现时，局部给予按揉或俯卧位用软枕垫压腹部，也可热敷；③按医嘱使用解痉镇痛药及驱虫治疗，观察疗效及副作用，并注意观察大便有无虫体排出；④注意观察腹痛的性质、发作时间、程度、部位及伴随症状，有无压痛等。

(2)加强营养。给予营养丰富且易消化的饮食。为增进婴幼儿食欲，食物品种应多样化。

(3)监测病情。①如患儿出现脐周剧痛、腹胀、恶心、呕吐，并吐出食物、胆汁，甚至蛔虫，应及时就医；②如患儿突然发生阵发性右上腹剧烈绞痛，哭叫翻滚、屈体弯腰、面色苍白、呕吐等，提示并发胆道蛔虫病，应及时就医；③驱虫后2~4周要就医复查大便，如果仍能找到虫卵，重复驱虫治疗。

(4)润肠通便，解毒杀虫。葱白100g洗净切碎榨汁，调入生麻油1~2勺，空腹服下，每日两次，连服3日，有驱虫止痛之功效。

任务评价

【学习评价】

主题	内容	优秀	良好	一般	较差	很差
学习态度	能准时参加全部课程，按时提交作业，及时查阅教师上传的学习材料	5	4	3	2	1
专业知识	掌握蛔虫病传播途径、预防措施、预防照护要点	5	4	3	2	1
研讨精神	积极参与讨论，对其他人的发言能提出合理的分析和见解	5	4	3	2	1
团队协作	能很好地融入课堂小组讨论，共同推进学习进程	5	4	3	2	1
沟通交流	能够清晰准确地表达自己的观点，与他人交流时态度、语气恰当	5	4	3	2	1

续表

主题	内容	优秀	良好	一般	较差	很差
人文素养	能够关注医学人文知识,有意识地树立职业精神	5	4	3	2	1
信息素养	会检索常见的医学专业文献数据库,主动阅读医学文献	5	4	3	2	1
实践应用	能够对蛔虫病患儿进行照护,对蛔虫病患儿的房间及用物杀菌消毒处理	5	4	3	2	1
自我小结						

【企业评价】

评价维度	评价项目及标准	1	2	3	4	5	6	7
知识	掌握蛔虫病传播途径、预防措施、预防照护要点							
技能	能正确进行蛔虫病健康宣教,能对蛔虫病患儿实施照护							
情感	对婴幼儿耐心、细心照护,具有团队协作意识							

任务小结

蛔虫病是由蛔虫寄生在人体小肠或其他器官所引起的慢性传染病。轻者多无明显症状,但病情严重者可因蚴虫在人体内移行或(和)成虫寄生于肠道等器官,从而引起多种不适症状和并发症。通过积极的驱虫治疗后,一般可以治愈。

预防措施:保持生活环境的卫生清洁,养成良好的生活习惯,饭前便后洗手。不饮生水,食用蔬菜、水果时要彻底清洗,烹饪时要将食材彻底煮熟。

任务七

蛲虫病

任务描述

蛲虫病是由蠕形住肠线虫(又称蛲虫)寄生于人体肠道而引起的婴幼儿常见传染病,又称肠线虫病。蛲虫寄生于人体肠道,可刺激肠壁及神经末梢,引起消化功能紊乱、局部炎症、细菌感染等系列反应。雌虫成虫在肛周产卵时产生局部刺激,导致肛门及会阴部瘙痒。由于其虫卵发育和传播速度快,致使该病易治难防,防治效果难以巩固。而蛲虫感染的高发人群是处于身体生长关键阶段的婴幼儿,长期反复感染可对婴幼儿心身造成不同程度的损害,影响婴幼儿健康成长。

工作表单

工作表单1

小组讨论

线虫门是动物界中最大的门之一,为假体腔动物,有超过28000个已被记录的物种,它们在淡水、海水、陆地上随处可见,无论是个体数还是物种数都超越其他动物。此类线虫在中国已发现有35种,目前医学上常见的线虫有蛔虫、鞭虫、蛲虫、钩虫、旋毛虫和类粪圆线虫。

简述蛲虫从何而来?

工作表单2

材料学习:蛲虫

1.蛲虫与消化系统

虫体在肠内不同的发育阶段,可刺激肠壁及神经末梢,造成胃肠神经功能失调。成虫附着于肠黏膜可引起局部炎症,雌虫穿入深层肠黏膜寄生后可引起溃疡、出血、黏膜下脓肿。

2. 蛲虫与其他

蛲虫的异位损害侵袭部位非常广泛，最常见的是女性生殖系统、盆腔、腹腔脏器等。对肺及前列腺的损害亦有报道。由于异位损害的器官不同，患者可表现出多种多样的临床症状及不同的体征，常常造成误诊。

蛲虫病可表现出多种多样的临床症状及不同的体征的主要原因是什么？

工作表单3

材料学习：蛲虫病的病原体特点及理化因素

蛲虫的成虫细小，呈乳白色线头状，长约1cm。雌雄异体，成虫主要寄生于人体的盲肠、阑尾、结肠、直肠及回肠下段，在人体内存活2~4周，一般不超过2个月。成虫交配后雄虫不久即死亡，雌虫受孕后脱离肠壁向肠腔下行。婴幼儿睡熟，被子里很暖和，肛门括约肌松弛时，雌虫爬出肛门，在肛周、会阴部皮肤皱褶处大量排卵后死亡，少数可再进入肛门、阴道、尿道等处，引起异位损害。这些虫卵带有黏性，常黏在肛门周围，有的黏在会阴部或睡裤、床单和被子上。虫卵在34~36℃、相对湿度90%~100%、氧气充足的条件下，卵胚约6小时发育成感染性虫卵。感染期虫卵对外界抵抗力强，不怕干燥，在尘土里能活好几天，在患者指甲内或皮肤上可存活10天，在室内可存活21天，到发育为成虫并产卵，需1个月左右。因此，蛲虫病既易反复传染，又不易自愈。

如何有效预防蛲虫病的发生？

学习支持

一、流行病学

1. 传染源

人是蛲虫唯一的终宿主，蛲虫病患者是唯一的传染源，排出体外的虫卵即具有传染性。

2. 传播途径

(1)自身感染。由于蛲虫的生活史不需要中间宿主，虫体不需经过人体之外的环境发育，因此，吸吮手指或用不洁的手取食物，均可将蛲虫卵带入口中，造成患者反复感染。

(2)接触感染。患者通过被虫卵污染的手，再污染玩具和日常用品，或者通过散落在衣裤、被褥、玩具、室内家具和地面上的蛲虫卵，使其他人因接触虫卵而感染，因此，接触传染是集体机构和家庭传播本病的重要方式。

(3)呼吸道感染。散布在外界的蛲虫卵因重量小，可被动飞散到空气中或附着在飞扬的尘土中，随着人的呼吸进入人体内，使人感染。

(4)逆行感染。蛲虫卵在肛门周围，因温度、湿度适宜而孵化，幼虫可能再钻入肛门到达肠内发育为成虫，引起逆行感染。

3. 人群易感性

人群对蛲虫普遍易感，婴幼儿多于成人，经集体幼儿机构和家庭成员传播。

二、发病机制

蛲虫头部可刺入肠黏膜，偶尔可深入黏膜下层，引起炎症及轻微溃疡。由于蛲虫寄生期短暂，故肠黏膜病变轻微。蛲虫偶尔可穿破肠壁，侵入腹腔或阑尾，诱发急性或亚急性炎症反应。极少数女性患者可发生异位寄生，如蛲虫侵入阴道、子宫、输卵管等，引起相应部位的炎症。

三、临床表现

约1/3的患儿无明显症状，部分蛲虫感染可引起局部和全身症状，最常见的症状是肛周和会阴部皮肤明显瘙痒，以夜间为甚，局部皮肤可因搔损发生皮炎或继发感染。全身症状较轻，可出现胃肠激惹现象，如恶心、呕吐、腹痛、腹泻、食欲减退，以及长期夜间瘙痒影响睡眠，导致婴幼儿出现烦躁、睡眠不安。个别婴幼儿出现遗尿、磨牙等现象。偶有侵入尿道、阑尾或输尿管等组织引起炎症反应。仔细检查婴幼儿的肛门，可见有蛲虫爬动。如果是女婴，还应检查阴道口。

四、并发症

1. 急、慢性阑尾炎

蛲虫如果钻入阑尾，可引起急、慢性阑尾炎，甚至发生穿孔。

2. 肛周脓肿

蛲虫偶尔可侵入肛门周围皮下组织，导致肛周脓肿、肛门瘘管或肉芽肿形成。

3. 女性生殖道感染

如果患者未及时治疗，蛲虫可从肛门转移到阴道、子宫、输卵管等处，引发阴道炎、输卵管炎、子宫内膜炎等女性生殖道感染。

五、健康教育及预防

1. 一般预防

(1)养成良好的卫生习惯，应随时给婴幼儿剪短指甲，让其经常洗手，尤其在饭前便后，要把手洗干净，要帮助婴幼儿改掉吃手的毛病。

(2)穿满裆裤，勤换洗内裤、被褥。

(3)衣服、玩具、餐具必须定期消毒。

(4)不饮生水，食用蔬菜、水果时要彻底清洗，烹饪时要将食材彻底煮熟。

(5)住宿期间一定要分铺，床位间保持距离。

2. 生活日常护理

(1)如发现婴幼儿患蛲虫病，要注意不使其通过自己的手再吃进虫卵，以防重新感染。

(2)晚上睡觉时，应给婴幼儿穿满裆裤，最好裤脚上带有松紧带，避免婴幼儿在半夜里不知不觉抓痒的时候，把虫卵粘在手上。

(3)每天早晨应给婴幼儿用热水和肥皂洗屁股，特别注意把肛门有皱的地方和会阴部洗干净，这样可以减轻瘙痒，同时也可以把蛲虫卵洗掉。

(4)每天都换裤子，换下来的裤子要用开水烫洗，开水泡2~3分钟即可把虫卵烫死。床单、被褥等不易每天烫洗的应拿到室外，每天暴晒3个小时，这样也可把虫卵晒死。

(5)每晚给婴幼儿洗净屁股后，在肛门里或肛门周围涂抹蛲虫药膏，连续治疗7天就能把爬出来的雌虫、虫卵杀死。

(6)如果使用内服药治疗，要遵医嘱，忌乱给婴幼儿服药，以免引起不良反应。

3. 日常预防照护要点

(1)正确佩戴医用外科防护口罩。

(2)接触前后应清洁双手(七步洗手法)。

(3)患儿日常生活用品应专人专用，定期清洗。

(4)采取适宜的喂养方式并加强营养支持，增强婴幼儿自身免疫力。

(5)耐心细致，多抚摸、搂抱患儿，给予其心理感情支持。

任务评价

【学习评价】

主题	内容	优秀	良好	一般	较差	很差
学习态度	能准时参加全部课程，按时提交作业，及时查阅教师上传的学习材料	5	4	3	2	1
专业知识	掌握蛲虫病传播途径、预防措施、预防照护要点	5	4	3	2	1

续表

主题	内容	优秀	良好	一般	较差	很差
研讨精神	积极参与讨论，对其他人的发言能提出合理的分析和见解	5	4	3	2	1
团队协作	能很好地融入课堂小组讨论，共同推进学习进程	5	4	3	2	1
沟通交流	能够清晰准确地表达自己的观点，与他人交流时态度、语气恰当	5	4	3	2	1
人文素养	能够关注医学人文知识，有意识地树立职业精神	5	4	3	2	1
信息素养	会检索常见的医学专业文献数据库，主动阅读医学文献	5	4	3	2	1
实践应用	能够对蛲虫病患儿进行照护、对蛲虫病患儿的房间及用物杀菌消毒处理	5	4	3	2	1
自我小结						

【企业评价】

评价维度	评价项目及标准	1	2	3	4	5	6	7
知识	掌握蛲虫病传播途径、预防措施、预防照护要点							
技能	能正确进行蛲虫病健康宣教，能对蛲虫病患儿实施照护							
情感	对婴幼儿耐心、细心照护，具有团队协作意识							

任务小结

蛲虫病是由蠕形住肠线虫（又称蛲虫）寄生于人体肠道而引起的婴幼儿常见传染病，又称肠线虫病，尤以幼儿期多见。蛲虫夜间在患儿肛门周围产卵，易造成患儿睡眠不安、夜惊。部分患儿可能出现食欲不振、消瘦、爱咬指甲、精神不振、磨牙、遗尿等症状。

预防措施：养成良好的生活习惯，勤换洗内裤、被褥；衣服、玩具、餐具定期消毒；单独床位，床位间保持距离。

推荐阅读

1. 吴光煜. 传染病护理学[M].3版. 北京：北京大学医学出版社，2014.

2. 李兰娟，任红. 传染病学[M].9版. 北京：人民卫生出版社，2018.

3. 刘佩梅，李泽民. 医学寄生虫学[M].4版. 北京：北京大学医学出版社，2019.

项目六

虫媒传染病

项目目标

1.掌握流行性乙型脑炎、登革热、立克次体病的流行病学及预防，独立运用消毒和健康宣教等技能。

2.熟悉流行性乙型脑炎、登革热、立克次体病的临床表现、治疗原则，熟练制订婴幼儿常见预防措施，并开展针对性指导。

3.能综合运用各种方法预防婴幼儿流行性乙型脑炎、登革热、立克次体病发生；能初步完成婴幼儿流行性乙型脑炎、登革热、立克次体病预防措施；熟练制订婴幼儿流行性乙型脑炎、登革热、立克次体病的照护方案，并开展针对性指导。

4.了解流行性乙型脑炎、登革热、立克次体病的病原体特点、发病机制。

5.以促进婴幼儿健康成长为根本，在婴幼儿流行性乙型脑炎、登革热、立克次体病预防与照护中，关心爱护婴幼儿，具有认真负责、科学严谨的态度。

学习重难点

学习重点：掌握流行性乙型脑炎、登革热、立克次体病的预防措施。

学习难点：能运用相关宣传教育知识指导日常预防。

思维导图

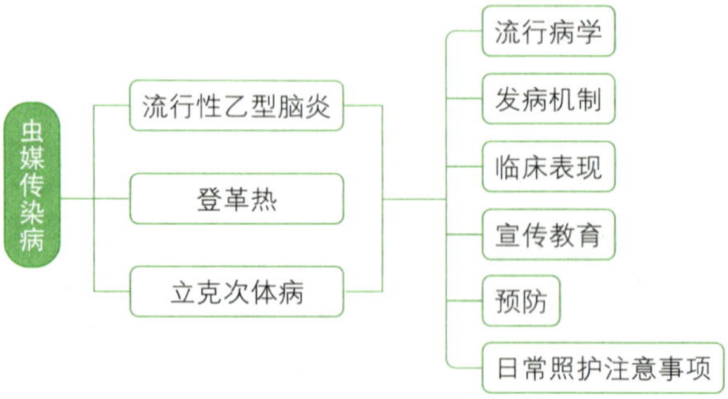

案例导入

虫媒传染病，是由病媒生物传播的自然疫源性疾病，常见的有流行性乙型脑炎、鼠疫、莱姆病、疟疾、登革热等危害性较强的传染病。虫媒传染病与鼠传疾病构成了媒介生物性疾病（习惯上均称虫媒传染病）。这类传染病在我国每年传染病总发病病例中约占5%~10%，但它的病死人数则占传染病总死亡人数的30%~40%。

任务一
流行性乙型脑炎

任务描述

流行性乙型脑炎，简称乙型脑炎或乙脑，是由乙型脑炎病毒所致的以脑实质炎症为主要病变的中枢神经系统急性感染病。临床上以高热、意识障碍、抽搐、呼吸衰竭及脑膜刺激征为特征，重症者病后常留有后遗症。亚洲地区每年约50000人发病，病死率30%，流行区的发病率约为1/10000人。本病主要发生于15岁以下的儿童。

防蚊和灭蚊是预防乙脑的根本措施。本病轻型和普通型大多能顺利恢复，病后可获稳固免疫力。重型和暴发型病死率20%以上，主要因中枢性呼吸衰竭所致。重型及暴发型存活者可有程度不等的后遗症。学习并了解婴幼儿乙脑相关知识对防治婴幼儿乙脑病毒的传播十分重要。

工作表单

工作表单1

小组讨论

流行性乙型脑炎（简称乙脑）的病原体于1934年在日本被发现，故名日本乙型脑炎。1939年我国科学家分离到乙脑病毒，后进行了大量调查研究工作，改名为流行性乙型脑炎。

乙脑主要流行于亚洲、西太平洋岛屿与澳大利亚等25个国家和地区，估计年发病数为50000~175000例。发病高峰为夏秋季节。我国乙脑发病在5月开始上升，7~8月为高峰期，9月开始明显下降。南方地区流行早于北方。人群对乙脑普遍易感，感染后多数呈无症状隐性感染，仅少数发病。病毒流行地区发病者年龄多为10岁以下，以2~6岁为主。

小组讨论：乙脑的流行趋势如何？

工作表单2

材料学习

1. 乙脑与神经系统

乙脑病毒随蚊虫叮咬进入人体后，在局部和淋巴结繁殖，经过短暂的病毒血症后侵入中枢神经系统。

2. 乙脑与免疫系统

感染者绝大多数呈隐性感染，此时仅形成短暂病毒血症，不侵犯中枢神经系统，但可获终身免疫。当病毒数量多、毒力强、机体免疫力不足时会发病。

3. 乙脑与呼吸系统

感染者有发热、精神萎靡，食欲缺乏、轻度嗜睡及头痛，体温持续在39℃，易被误诊为上呼吸道感染。

4. 乙脑与其他系统

重症患者可能出现呼吸衰竭、循环衰竭等。

乙脑严重威胁什么？

工作表单3

材料学习：乙脑的病原体特点及理化因素

乙型脑炎病毒属虫媒病毒乙组的黄病毒科。其中E蛋白是乙型脑炎病毒的主要抗原成分，具有特异性中和、血凝功能抗原的表位位点。

该病毒对温度、乙醚和酸等常用消毒剂敏感。100℃ 2分钟或56℃ 30分钟即可灭活，但耐低温及干燥，用冰冻干燥法在4℃冰箱中可保存数年。

根据基因排序，乙脑病毒有哪些基因型？

学习支持

流行性乙型脑炎，是由乙型脑炎病毒所致的以脑实质炎症为主要病变的中枢神经系统急性感染病。临床上以高热、意识障碍、抽搐、呼吸衰竭及脑膜刺激征为特征，重症者病后常留有神经系统后遗症。

一、流行病学

1. 传染源

乙型脑炎是人兽共患的自然疫源性疾病，人与许多动物可作为本病的传染源。猪是乙型脑炎传播的主要传染源。

2. 传播途径

本病主要通过蚊虫叮咬传播。在我国的蚊虫主要系三带喙库蚊，其主要滋生地是积水地面，尤其是稻田。

3. 人群易感性

人群普遍易感，但感染后多数呈隐性感染，显性与隐性感染之比为1∶300，感染后可获得较持久及稳定的免疫力，再次患病者少见。

二、发病机制

带有乙脑病毒的蚊叮咬人后，病毒进入人体内，先在单核—吞噬细胞系统内繁殖，随后进入血液循环，形成病毒血症。感染病毒后是否发病及引起疾病的严重程度一方面取决于感染病毒的数量及毒力，而更重要的则是取决于人体的免疫力。当被感染者机体免疫力强时，只形成短暂的病毒血症，病毒很快被清除，不侵入中枢神经系统，临床上表现为隐性感染或轻型病例，并可获得终身免疫力。当被感染者免疫力弱，而感染的病毒数量大及毒力强，则病毒可侵入中枢神经系统，引起脑实质病变。脑寄生虫病、癫痫、高血压、脑血管病和脑外伤等可使血—脑脊液屏障功能降低，使病毒更易侵入中枢神经系统。①

三、临床表现

该病潜伏期4~21日，一般为10~14日。在流行区，约85%的患者是年龄小于15岁的儿童。感染乙型脑炎病毒后，大多无症状或症状较轻，仅少数患者出现中枢神经系统表现，有少数患者能迅速自行恢复，为顿挫型脑炎。亦有部分患者表现为无菌性脑膜炎，而无脑炎的临床表现。患者初期可出现发热、头痛、倦怠、食欲减退、恶心及呕吐、轻度嗜睡，极期可出现高热、抽搐、意识障碍和呼吸衰竭，甚至死亡。

四、宣传教育

由于乙型脑炎病毒具有广泛的传播媒介，且与天花病毒和脊髓灰质炎病毒

① 李兰娟，任红．传染病学[M].9版．北京：人民卫生出版社，2018.

不同，人不是唯一宿主，而系人兽共患疾病，传播宿主可长期带毒，因此彻底阻止该病毒的传播较为困难，预防乙型脑炎的关键是防蚊、灭蚊及预防接种。

五、预防

1. 人群免疫

接种乙脑疫苗是保护易感人群的有效措施。目前使用的疫苗是国内自主研制的乙脑减毒活疫苗SA14-14-2，具有高度的安全性和有效性，接种2剂后几乎达到完全保护（>98%）。不良反应少，仅有注射处红肿和发热。

2. 灭蚊

是预防乙脑的主要措施。要消灭蚊虫的滋生地，喷灭蚊药能起到有效作用，可杀灭蚊虫及虫卵。流行地区可采用挂蚊帐、烧蚊香、搽防蚊剂等措施。

3. 动物宿主的管理

猪是乙脑传播的主要动物。在饲养场要做好环境卫生。有条件时最好对母猪进行免疫接种，以控制猪乙脑病毒感染率，可有效降低局部地区人群发病率。

六、日常照护注意事项

（1）接触前后应清洁双手（七步洗手法）。

（2）患儿日常生活用品应专人专用，定期清洗。

（3）保持大便通畅，避免患者出现情绪激动，过度紧张；注意保暖，避免受凉、感冒。

（4）清淡饮食，多吃新鲜蔬菜、水果及富含优质蛋白的食物，如鱼肉、牛肉，避免食用过于油腻、辛辣及容易上火的食物，不吃熏肉、腌肉、榨菜等食物。

（5）对于重症昏迷患儿，须留置胃管，不可以进食进水，注意保持口腔卫生。对于高热患者，需采用物理和药物降温，控制体温在38.5℃以下。对于存在惊厥、抽搐的患儿，注意保持呼吸道通畅，出现以上症状的患者均须及时就医。

任务评价

【学习评价】

主题	内容	优秀	良好	一般	较差	很差
学习态度	能准时参加全部课程，按时提交作业，及时查阅教师上传的学习材料	5	4	3	2	1
专业知识	掌握流行性乙型脑炎传播途径、预防措施、预防要点	5	4	3	2	1
研讨精神	积极参与讨论，对其他人的发言能提出合理的分析和见解	5	4	3	2	1

续表

主题	内容	优秀	良好	一般	较差	很差
团队协作	能很好地融入课堂小组讨论，共同推进学习进程	5	4	3	2	1
沟通交流	能够清晰准确地表达自己的观点，与他人交流时态度、语气恰当	5	4	3	2	1
人文素养	能够关注医学人文知识，有意识地树立职业精神	5	4	3	2	1
信息素养	会检索常见的医学专业文献数据库，主动阅读医学文献	5	4	3	2	1
实践应用	能对流行性乙型脑炎患儿分类照护，对流行性乙型脑炎患儿的房间及用物杀菌消毒处理	5	4	3	2	1
自我小结						

【企业评价】

评价维度	评价项目及标准	1	2	3	4	5	6	7
知识	熟悉流行性乙型脑炎传播途径、预防措施、预防照护要点							
技能	能正确进行流行性乙型脑炎健康宣教，能对流行性乙型脑炎感染者进行分类管理及相关照护							
情感	对婴幼儿耐心、细心照护，具有团队协作意识							

任务小结

流行性乙型脑炎是乙型脑炎病毒所致的以脑实质炎症为主要病变的中枢神经系统急性感染病。临床上以高热、意识障碍、抽搐、呼吸衰竭及脑膜刺激征为特征，重症者病后常留有后遗症。

传播途径：本病主要通过蚊虫叮咬而传播。

预防措施：目前主要的预防措施是接种乙脑减毒活疫苗。在日常照护中应注意清洁卫生、营养均衡及心理感情支持。

任务二

登革热

任务描述

登革热是登革病毒经蚊媒传播引起的急性虫媒传染病。登革病毒感染后可导致隐性感染、登革热、登革出血热,登革出血热在我国少见。典型的登革热临床表现为起病急骤,高热,头痛,肌肉、骨关节剧烈酸痛,部分患者出现皮疹、出血倾向、淋巴结肿大、白细胞计数减少、血小板减少等。学习并了解登革热相关知识对防治婴幼儿登革热十分必要。

工作表单

工作表单1

小组讨论

本病主要在热带和亚热带地区流行,我国广东、香港、澳门等地是登革热流行区。由于本病系由伊蚊传播,故流行有一定的季节性,一般在每年的5~11月,高峰在7~9月。在新流行区,人群普遍易感,但发病以成人为主,在地方性流行区,发病以儿童为主。

登革热是怎样流行的呢?

工作表单2

材料学习

登革热与免疫系统	登革热与病毒因素、抗体依赖性感染增强现象、细胞因子风暴、宿主遗传因素及自身免疫性相关。
登革热与皮肤系统	可有斑丘疹、麻疹样皮疹、猩红热样皮疹、红斑疹等皮疹。
登革热与血液系统	可有不同部位、不同程度的出血。如鼻出血、皮肤瘀点、胃肠道出血、咯血、血尿、阴道出血。
登革热与其他系统	可累及肌肉骨骼系统、消化系统、淋巴系统等。

登革热的危害是什么?

工作表单3

材料学习:登革热病原体特点及理化因素

登革病毒是黄病毒科黄病毒属的单股正链RNA病毒。病毒呈球形、哑铃状或棒状,直径约50nm,完整的病毒由核衣壳及双层脂蛋白包膜构成,核衣壳由核蛋白及病毒RNA共同构成。

该病毒对外界环境的抵抗力较低,40~45℃加热30分钟、紫外线照射、有机溶剂(如乙酰)及常用化学消毒剂等均可将其杀灭。

登革热首发症状是什么?

学习支持

登革热(DF)是由登革病毒(DV)所致,主要经埃及伊蚊及白纹伊蚊传播的急性感染病,其主要临床表现为发热、皮疹、头痛、肌痛、厌食、胃肠道功能紊乱及全身衰竭。此外,登革病毒尚可导致登革出血热及登革休克综合征,这两型临床经过危重,病死率较高。

一、流行病学

1.传染源

患者及隐性感染者是城市型登革热的主要传染源,患者发病5日之内传染性最强。

2.传播途径

本病主要经蚊虫叮咬传播,埃及伊蚊是本病最主要的传播媒介。登革病毒在埃及伊蚊体内的复制周期只有7~14日,而一旦这种蚊子吸血感染后可终生具有传染性。然而,由于埃及伊蚊的飞行距离很短,登革热几乎由携带病毒的人口传播,如旅游及出差等所致,而非埃及伊蚊迁徙的结果。有时白纹伊蚊亦可致登革热在人与人之间传播,但作为传播媒介的流行病学意义较小。

二、发病机制

登革病毒共分为4型，首次感染Ⅰ型或Ⅱ型，病毒常无临床表现，即为隐性或亚临床感染，Ⅲ型或Ⅳ型登革病毒的首次感染则不同，往往表现为显性感染。婴幼儿首次感染的病情通常比成人首次感染轻，而在二次感染中则正好相反。在第二次感染中，婴幼儿发生急性血管渗出病变及登革休克综合征的危险远比成人高。

三、临床表现

婴幼儿患者临床表现无显著特点，仅有发热、鼻炎、咽炎及轻微咳嗽，病程一般为1~7日。幼儿临床表现为急性起病，发热，体温在短时间内迅速达到39.4℃~41℃，常伴有额部或眼球后疼痛。其他常见临床表现包括恶心、呕吐、厌食、味觉异常、皮肤感觉或痛觉敏感及全身浅表淋巴结肿大。在病程的第1日或第2日，多数患者会出现全身性麻疹样斑丘疹，皮疹首先在躯干部出现，随后蔓延至四肢及面部，但手掌及足底常无皮疹。皮疹一般持续1~5日，皮疹消退后可有皮肤脱屑。在出疹时患者已经开始下降的体温可再次轻度升高，全身症状也随之加重，形成双峰热。鼻出血、皮肤青紫、瘀点、瘀斑在病程中均可出现，但并不常见。发生消化性溃疡时，可能导致临床上的严重出血，体温过高者会出现躁动，甚至意识障碍。

四、宣传教育

登革热为自限性疾病，预后良好。灭蚊、防蚊是预防登革热和登革出血热的主要措施。

五、预防

灭蚊：主要在于消灭蚊虫滋生地，伊蚊常在小积水中产卵滋生。如对盆、缸、罐等进行翻盆、倒罐等。

疫苗接种：目前尚无安全、有效的疫苗供临床使用。

六、日常照护注意事项

（1）接触前后应清洁双手（七步洗手法）。

（2）患儿日常生活用品应专人专用，定期清洗。

（3）注意清洁口腔和皮肤，保持排便通畅。急性期应在有防蚊设备的病室中隔离到完全退热为止。

（4）高热应以物理降温为主。对出血症状明显的患者，应避免酒精擦浴；早期患者宜卧床休息，恢复期的患者也不宜过早活动，体温正常，血小板计数恢复正常，无出血倾向方可适当活动。

（5）改善卫生环境，消灭伊蚊滋生地，清理积水。喷洒杀蚊剂消灭成蚊。

（6）提高抗病力，注意饮食均衡营养，劳逸结合，适当锻炼，增强体质。

任务评价

【学习评价】

主题	内容	优秀	良好	一般	较差	很差
学习态度	能准时参加全部课程,按时提交作业,及时查阅教师上传的学习材料	5	4	3	2	1
专业知识	掌握登革热的流行病学特点	5	4	3	2	1
研讨精神	积极参与讨论,对其他人的发言能提出合理的分析和见解	5	4	3	2	1
团队协作	能很好地融入课堂小组讨论,共同推进学习进程	5	4	3	2	1
沟通交流	能够清晰准确地表达自己的观点,与他人交流时态度、语气恰当	5	4	3	2	1
人文素养	能够关注医学人文知识,有意识地树立职业精神	5	4	3	2	1
信息素养	会检索常见的医学专业文献数据库,主动阅读医学文献	5	4	3	2	1
实践应用	能了解登革热的防治,能进行健康宣教	5	4	3	2	1
自我小结						

【企业评价】

评价维度	评价项目及标准	1	2	3	4	5	6	7
知识	掌握登革热的传播途径、预防措施、照护要点							
技能	能正确进行登革热防治知识健康宣教,能对登革热感染者进行分类管理及相关照护							
情感	对婴幼儿有耐心、细心,具有团队协作意识							

任务小结

登革热是由登革病毒所致的,主要经蚊虫传播的急性感染病。所以对蚊虫叮咬传播途径进行有效的阻断能降低婴幼儿的患病率。在流行区流行季节尽量减少集会,减少人群流动。加强个人防护,防止经伊蚊叮咬传播。

任务三

立克次体病

任务描述

立克次体病系由多种立克次体感染人体所致的一组感染病，包括流行性斑疹伤寒、地方性斑疹伤寒、恙虫病、人粒细胞无形体病、Q热、巴尔通体感染等，节肢动物为其主要传播媒介。本病轻症者可无明显临床表现，重症者可出现严重高热、败血症及多脏器衰竭等风险。学习并了解婴幼儿立克次体病相关知识对防治婴幼儿立克次体病显得尤为重要。

工作表单

工作表单1

小组讨论

立克次体是一类原核细胞型微生物。绝大多数立克次体病的流行已得到控制，但少数立克次体病如恙虫病等近年来仍间断流行。主要传播媒介是绝大多数节肢动物，如虱、蚤、螨、蜱等。人群普遍易感，不同立克次体病的好发人群有较大区别。

立克次体病的流行趋势如何？

工作表单2

材料学习

立克次体病与呼吸系统	可伴发立克次体肺炎，在Q热中是特征性病理改变。
立克次体病与循环系统	每种立克次体病中都有间质性心肌炎，恙虫病中病变较广泛。
立克次体病与神经系统	立克次体病在脑中可发现神经胶质结节，脑组织和心肌中可见微小梗死灶，以斑点热更常见。
立克次体病与其他系统	该病可表现出发热、头痛、皮疹三联征。

我国常见的立克次体病感染有哪些？

工作表单3

材料学习：立克次体病原体特点及理化因素

立克次体多呈短小球状或杆状，部分可呈丝状或多形性，对多数抗生素敏感。电子显微镜下立克次体结构与革兰氏阴性杆菌结构相似，最外层为黏液层，主要成分为多糖，有黏附宿主细胞核抗吞噬作用。其内为微荚膜或外包膜。细胞壁包括外膜、肽聚糖及脂类三层，其主要成分为脂多糖复合物，但脂类含量比一般细菌要高，无鞭毛结构。胞膜为双层类脂，主要由磷脂组成。胞质内包含30S及50S亚基的核糖体，无核仁及核膜，核质为双股DNA和RNA，位于中央，基因组均很小。

大多数立克次体对热很敏感，60℃ 30分钟即可杀死。100℃很快死亡，对一般化学消毒剂、磺胺、四环素、氯霉素及红霉素等亦敏感。对低温和干燥环境抵抗力较强，常温下能存活数小时。

立克次体病是自然疫源性疾病吗？在《中华人民共和国传染病防治法》中属于哪一类传染病？

学习支持

立克次体病系多种立克次体感染人体所致的一组感染病，节肢动物为其主要传播媒介。立克次体是介于病毒和细菌之间的一类微生物，具有病毒和细菌的某些特性。我国常见的立克次体病包括流行性斑疹伤寒、地方性斑疹伤寒、恙虫病、Q热等。

一、流行病学

1. 传染源

啮齿类动物（家鼠、田鼠、沟鼠及飞松鼠等）和家禽（猪、牛、羊）感染后可成为储存宿主。多数立克次体通过蚤、虱、蜱、螨等节肢动物传播。

2. 传播途径

蚤、虱、蜱及螨等节肢动物叮咬感染的啮齿类动物或人体后，立克次体进入节肢动物消化道上皮细胞中增殖，并大量存在于节肢动物粪便及消化道中。当人类被上述节肢动物叮咬时，立克次体可直接通过节肢动物的口器或经粪便从被抓破的伤口入血，经过繁殖后导致相应疾病。其中蚤、虱粪便携带大量病原体，经破损的皮肤黏膜感染人体，而蜱、螨等主要通过叮咬将其唾液中的病原体直接注入机体引起感染。

3. 人群易感性

人群普遍易感。

二、发病机制

立克次体进入机体后，首先进入局部淋巴组织或小血管内表皮细胞，并在此大量繁殖，由淋巴液、血液扩散至全身血管系统，产生第一次立克次体血症。随后病原体到达相应靶器官小血管内皮细胞，再次大量增殖，引起第二次立克次体血症，释放脂多糖导致内皮细胞损害，释放磷酸解脂酶A导致细胞破裂，继而出现细胞肿胀、管腔内血栓形成，血管通透性增加，导致出血、血管炎、皮疹、水肿及溃疡形成等，严重时可出现管腔内有效循环血容量减少，血液黏稠，继发弥散性血管内凝血（DIC）、肾前性肾功能不全及中毒性休克症状等。

三、临床表现

通常为突然起病，临床表现多为持续发热、头痛、乏力虚脱，皮疹及外周血管炎，部分患者可有中枢神经系统症状。

四、宣传教育

本病多发生于春季及夏季，易感人群为常野外作业或易被蜱虫、螨虫等叮咬的人群。预防该病包括消灭传染源，切断传播途径及保护易感人群。

五、预防

1. 消灭传染源

由于鼠等啮齿动物和家禽等为主要传染源，因此要做好灭鼠，针对感染的猪、牛、羊等家畜要积极治疗。

2. 切断传播途径

由于立克次体病主要通过节肢动物叮咬传播，因此要做好消灭蜱虫、螨虫、虱子及跳蚤工作。

3. 保护易感人群

由于多数立克次体病病原体通过叮咬或破损的皮肤黏膜进入机体。因此要针对野外工作等高危人群要做好防护措施，尽量避免被叮咬并预防皮肤黏膜破损，从事野外作业的高危人群可注射相应疫苗。

六、日常照护注意事项

（1）在一般护理方面，一般建议患者勤洗澡、勤更衣，同时需要对换洗衣物进行消毒处理。

（2）在生活环境方面需要注意环境整洁，避免虱虫以及鼠类动物出没。如存在动物性损伤，需要及时使用皮肤消毒剂进行处理。

（3）对于感染人群需要加强对生命体征监测，如对体温、呼吸、脉搏、血压、精神症状等症状进行观察。如存在血压下降、意识障碍等并发症的情况，需要早期与医护人员沟通。

任务评价

【学习评价】

主题	内容	优秀	良好	一般	较差	很差
学习态度	能准时参加全部课程，按时提交作业，及时查阅教师上传的学习材料	5	4	3	2	1
专业知识	掌握立克次体病传播途径、预防措施、照护要点	5	4	3	2	1
研讨精神	积极参与讨论，对其他人的发言能提出合理的分析和见解	5	4	3	2	1
团队协作	能很好地融入课堂小组讨论，共同推进学习进程	5	4	3	2	1
沟通交流	能够清晰准确地表达自己的观点，与他人交流时态度、语气恰当	5	4	3	2	1
人文素养	能够关注医学人文知识，有意识地树立职业精神	5	4	3	2	1
信息素养	会检索常见的医学专业文献数据库，主动阅读医学文献	5	4	3	2	1
实践应用	能对立克次体病患儿进行分类照护、对立克次体病患儿的房间及用物进行杀菌消毒处理	5	4	3	2	1
自我小结						

【企业评价】

评价维度	评价项目及标准	1	2	3	4	5	6	7
知识	掌握立克次体病传播途径、预防措施、照护要点							
技能	能正确进行立克次体病防治知识健康宣教，能对立克次体病感染者进行分类管理及相关照护							
情感	对婴幼儿有耐心、细心，具有团队协作意识							

任务小结

立克次体病系多种立克次体感染人体所致的一组感染病，节肢动物为其主要传播媒介。加强个人防护，做好消灭蜱虫、螨虫、虱子及跳蚤工作，高危人群可注射疫苗。

推荐阅读

1. 尤黎明，吴瑛. 内科护理学[M].6版. 北京：人民卫生出版社，2017.
2. 吴光煜. 传染病护理学[M].3版. 北京：北京大学医学出版社，2014.
3. 李兰娟，任红. 传染病学[M].9版. 北京：人民卫生出版社，2018.

项目七

0~3岁疫苗接种

项目目标

1.了解有关婴幼儿预防接种的相关知识。

2.理解婴幼儿应该接种的疫苗及其预防的疾病。

3.掌握婴幼儿疫苗接种的注意事项及不良反应。

4.具有严谨求实的工作态度，对婴幼儿关心体贴，确保药物治疗安全。

学习重难点

学习重点：掌握婴幼儿疫苗接种的注意事项及不良反应。能够正确讲述婴幼儿疫苗接种的时间及接种途径。

学习难点：婴幼儿应该接种的疫苗及预防的疾病。婴幼儿疫苗接种的注意事项及不良反应。

思维导图

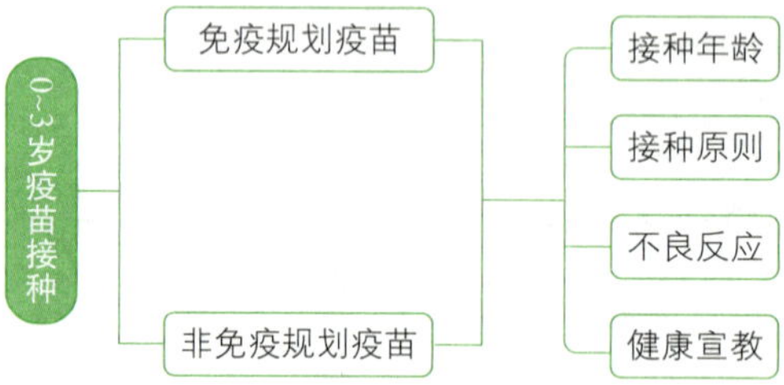

案例导入

我国将疫苗分为免疫规划疫苗和非免疫规划疫苗。免疫规划疫苗(一类疫苗)是指居民应按照政府的规定接种的疫苗,含国家免疫规划的疫苗及省、自治区、直辖市人民政府在执行国家免疫规划时增加的疫苗等。我国居民在依法享有接种免疫规划疫苗权利的同时,也应当履行接种免疫规划疫苗的义务。免疫规划疫苗是由政府支付疫苗费用,实施免疫接种。现阶段免疫规划疫苗有:乙肝疫苗、卡介苗、百白破疫苗、白破疫苗、脊灰灭活疫苗、脊灰减毒活疫苗、乙脑减毒活疫苗、乙脑灭活疫苗、麻腮风疫苗、A群流脑多糖疫苗、A群C群流脑多糖疫苗、甲肝减毒活疫苗、甲肝灭活疫苗等。非免疫规划疫苗(二类疫苗)是指由居民自愿自费接种的其他疫苗。非免疫规划疫苗针对传染病同样具有很好的预防效果,家长可根据自身的情况和孩子的健康需求,自主决定是否需要接种此类疫苗。非免疫规划苗有:水痘疫苗、流感疫苗、五联疫苗、b型流感嗜血杆菌结合疫苗、肺炎球菌疫苗、轮状病毒疫苗等。

任务

0~3岁疫苗接种

任务描述

接种疫苗是预防和控制传染病最有效的手段,我国通过接种疫苗和实施国家免疫规划,有效地控制了传染病。通过口服小儿麻痹糖丸,自1995年后,我国阻断了本土脊髓灰质炎病毒的传播,从而使成千上万的孩子避免了肢体残疾;普及新生儿乙肝疫苗的接种后,我国5岁以下儿童乙肝病毒的携带率从1992年的9.7%降到2014年的0.3%;20世纪中期,我国麻疹病人每年高达900多万,到2017年,发病人数已不到6000例;在普及免疫规划前,白喉的年发病人数数以十万计,到2006年后,我国已无白喉病例的报告。我国通过实施免疫规划,有效地保护了广大儿童的健康和生命安全。非免疫规划疫苗是指由公民自愿自费受种的其他疫苗,不在我国儿童免疫规划内。随着疫苗市场的日益丰富,第二类疫苗作为一类疫苗的有效补充,在控制传染病和满足不同人群需求方面同样也发挥了积极作用。因此,学习并了解婴幼儿预防接种的相关知识尤为重要。

工作表单

工作表单1

小组讨论

免疫规划疫苗(一类疫苗)是国家规定孩子必须要接种的疫苗:如乙肝疫苗、百白破疫苗、麻疹疫苗等。通过接种相应的疫苗,使婴幼儿对相应病原微生物产生抵抗力,免受外界病原体的侵害。就全国范围来看,一类疫苗接种率达较高水平。非免疫规划疫苗(二类疫苗)是指由公民自愿自费接种的其他疫苗:如四联疫苗、轮状病毒活疫苗、水痘减毒活疫苗等。研究显示:经济发展较快地区儿童接种第二类疫苗比例较高;需要全程接种多剂次的二类疫苗免疫程序执行的完整性较差。由于二类疫苗种类较多,建议咨询专业的医生,根据婴幼儿身体状况和家庭经济情况来选择二类疫苗的接种。

请小组成员查阅资料，了解当地疫苗接种的情况。

工作表单2

材料学习

疫苗种类	免疫规划疫苗：乙肝疫苗、卡介苗、百白破疫苗、白破疫苗、脊灰灭活疫苗、脊灰减毒活疫苗、麻腮风疫苗、乙脑减毒活疫苗、乙脑灭活疫苗、A群流脑多糖疫苗、A群C群流脑多糖疫苗、甲肝减毒活疫苗、甲肝灭活疫苗。非免疫规划疫苗：五联疫苗、流感嗜血杆菌(Hib)疫苗、流脑AC-Hib疫苗、PCV13疫苗、四联疫苗、轮状病毒活疫苗、五价轮状减毒活疫苗、EV71(手足口病)灭活疫苗、水痘减毒活疫苗、流感疫苗及其他。
预防疾病	免疫规划疫苗预防：乙型病毒性肝炎、结核病、脊髓灰质炎、百日咳、白喉、破伤风、麻疹、风疹、流行性腮腺炎、流行性乙型脑炎、流行性脑脊髓膜炎、甲型病毒性肝炎。非免疫规划疫苗预防：脊髓灰质炎、百日咳、白喉等，b型流感嗜血杆菌引起的脑膜炎、肺炎、蜂窝组织炎等，A群、C群脑膜炎奈瑟菌引起的脑脊髓膜炎、败血症等，肺炎链球菌常见13种血清型的感染，轮状病毒(A群)引起的腹泻，肠道病毒71型(EV71)引起的手足口病，水痘，甲型病毒性肝炎、流感病毒引起的流行性感冒等。
接种途径	接种途径通常分为口服、肌内注射、皮下注射和皮内注射。注射部位通常为上臂外侧三角肌处和大腿前外侧中部。当多种疫苗同时注射接种(包括肌内、皮下和皮内注射)时，可在左右上臂、左右大腿分别接种，卡介苗选择上臂。

第一剂乙肝疫苗要求新生儿出生多久进行接种？

工作表单3

材料学习：疫苗接种的意义及注意事项

研究表明，当细菌或者病毒侵入人的身体后，人体内就会产生一种抵抗这种细菌或者病毒的物质，这种物质叫作抗体。不同的细菌或病毒会产生不同的抗体，称为特异性抗体。预后，这种特异性抗体仍然会存留在人的身体里，当再有相应的细菌或病毒侵入体内时，这种特异性抗体就可以发挥作用，从而保护身体不受侵害。而预防接种就是人为地将经减毒或灭活等处理的少量细菌或者病毒及其代谢产物接种到体内，使机体产生特异性抗体或细胞免疫反应，从而产生针对该种病原体的抵抗力，达到预防疾病的目的。

在接种前确保婴幼儿充足的睡眠，避免在睡眠状态中接种疫苗。准备好预防接种证。签署疫苗接种知情同意书。若婴幼儿有惊厥、癫痫及脑部疾患，严重的心肝肾疾病、急性传染病，严重过敏史，在前一次接种疫苗后出现了高热、惊厥、抽搐、荨麻疹等反应，一定要提前告诉医生，由专业的医生来判断是否可以接种。

接种后需留院观察30分钟，若婴幼儿情况正常，方可离开，24小时内不要洗澡，避免接种部位感染，避免食用以前没有吃过的食物，尽量多喝水。若注射部位有轻度红肿、疼痛，无须特殊处理。若出现发热、恶心呕吐、哭闹等症状，一般为轻度，可自行缓解；若体温超过38.5℃，应去医院就诊。

为什么接种疫苗能预防疾病？在接种时应该注意些什么？

学习支持

一、接种年龄

1.免疫规划疫苗

建议在下述推荐的年龄之前完成国家免疫规划疫苗相应剂次的接种：

（1）乙肝疫苗第1剂：出生后24小时内完成。

（2）卡介苗：小于3月龄完成。

（3）乙肝疫苗第3剂、脊灰疫苗第3剂、百白破疫苗第3剂、麻腮风疫苗第1剂、乙脑减毒活疫苗第1剂或乙脑灭活疫苗第2剂：小于12月龄完成。

（4）A群流脑多糖疫苗第2剂：小于18月龄完成。

（5）麻腮风疫苗第2剂、甲肝减毒活疫苗或甲肝灭活疫苗第1剂、百白破疫苗第4剂：小于24月龄完成。

（6）乙脑减毒活疫苗第2剂或乙脑灭活疫苗第3剂、甲肝灭活疫苗第2剂：小于3周岁完成。

(7)A群C群流脑多糖疫苗第1剂：小于4周岁完成。

(8)脊灰疫苗第4剂：小于5周岁完成。

(9)白破疫苗、A群C群流脑多糖疫苗第2剂、乙脑灭活疫苗第4剂：小于7周岁完成。

2.非免疫规划疫苗

建议在下述推荐的年龄之前完成非免疫规划疫苗相应剂次的接种：

(1)五联疫苗：2,3,4,18月龄完成。

(2)Hib疫苗：2,3,4,18月龄完成。

(3)流脑AC-Hib疫苗：3~71月龄完成。

(4)PCV13疫苗：6周龄~15月龄完成。

(5)四联疫苗：3,4,5,18月龄完成。

(6)轮状病毒活疫苗：2月龄~3岁完成。

(7)五价轮状减毒活疫苗：6周龄~32周龄完成。

(8)EV71灭活疫苗：6月龄~5周岁。

(9)水痘减毒活疫苗：12月龄以上。

(10)流感疫苗及其他：大于6月龄，每年秋冬季节。

二、接种原则

1.免疫规划疫苗

(1)同时接种原则。

不同疫苗同时接种：两种及以上注射类疫苗应在不同部位接种。严禁将两种或多种疫苗混合吸入同一支注射器内接种。现阶段的国家免疫规划疫苗均可按照免疫程序或补种原则同时接种。

不同疫苗接种间隔：两种及以上注射类减毒活疫苗如果未同时接种，应间隔不小于28天进行接种。国家免疫规划使用的灭活疫苗和口服类减毒活疫苗，如果与其他灭活疫苗、注射或口服类减毒活疫苗未同时接种，对接种间隔不做限制。

(2)补种通用原则。

未按照推荐年龄完成国家免疫规划规定剂次接种的小于18周岁人群，在补种时掌握以下原则：

①尽早补种，尽快完成全程接种，优先保证国家免疫规划疫苗的全程接种。

②只需补种未完成的剂次，无须重新开始全程接种。

③当遇到无法使用同一厂家同种疫苗完成接种程序时，可使用不同厂家的同种疫苗完成后续接种。

2.非免疫规划疫苗

(1)规范接种的原则。

接种非免疫规划疫苗时应当遵守预防接种工作规范、非免疫规划疫苗使用技术指南和各省(自治区、直辖市)卫生健康行政部门制定的接种方案。尚未制定或者未做出规定的非免疫规划疫苗,应按照疫苗说明书使用。

(2)知情自愿接种的原则。

医疗人员实施接种,应按照相关规定告知受种者或其监护人注意事项,了解受种者的健康状况以及是否有接种禁忌证,并核对疫苗和受种者的相关信息,非免疫规划疫苗由受种者或其监护人知情自愿接种。

(3)替代免疫规划疫苗的原则。

按照国家免疫规划疫苗儿童免疫程序及说明、非免疫规划疫苗使用技术指南和各省(自治区、直辖市)接种方案所确定的原则,受种者或其监护人可自主选择接种含国家免疫规划疫苗成分的非免疫规划疫苗替代免疫规划疫苗。

三、不良反应

疑似预防接种异常反应,在预防接种后发生的怀疑与预防接种有关的反应或事件。按发生原因,分为疫苗不良反应、心因性反应、偶合征、疫苗质量事故、接种事故。疫苗不良反应是指因疫苗本身特性引起的与预防接种目的无关或者意外出现的反应,与受种者的个体差异有关。疫苗对于人体毕竟是异物,在诱导人体免疫系统产生保护力的同时,由于疫苗的生物学特性和人体的个体差异(如健康状况不佳、过敏性体质、免疫功能不全等),有少数人在接种后可能会发生不良反应,包括一般反应和异常反应。

预防接种一般反应。有少数受种者在接种疫苗后可能会发生一过性、轻微的机体反应,如接种部位可能会出现红肿、硬结、疼痛等局部反应;发烧、乏力、头痛等全身反应。上述症状一般持续24~48小时即可消失,大多数可自愈或仅需要一般处理。接种后要注意适当休息,多喝开水。如果是由感染等其他病因导致的上述不适,则不属于疫苗的一般反应,也有可能会继发出现其他症状。如果出现严重反应或继发其他疾病的,应当及时就医诊治。

预防接种异常反应。合格的疫苗在实施规范接种过程中或实施规范接种后,造成受种者的机体组织器官功能损害,相关各方均无过错的药品不良反应。异常反应是疫苗的生物学特性和人体个体差异所致,较一般反应更为罕见、严重。若出现急性严重过敏性反应等,应当尽快就医诊治。

心因性反应。在接种疫苗后,因受种者心理因素发生的反应,主要是接种疫苗时的心理压力、焦虑等所导致,无器质性的损害,与疫苗无关。比如有的是“晕针”样表现,有的是“癔症”样表现。群体性预防接种活动时可出现群体心因性反应。

偶合征。疫苗接种过程中，受种者正好处在一个疾病的潜伏期或发病的前期，疫苗接种后刚好发病。因此，偶合征不是疫苗接种引起的，与疫苗无关，不属于接种后的不良反应。有时对于疫苗接种后的偶合征不能立即做出病因判断，需要进行及时报告，同时，也需要疾控等机构进行调查核实并组织专家组进行病因分析等。

四、健康宣教

传染病是威胁人类生存和健康，阻碍社会经济发展的重要因素之一，疫苗接种被公认为公共卫生领域中最具有成本效益和降低传染病负担的有效干预手段。计划免疫接种是我国公共卫生的重要内容之一，是保证儿童免受传染病侵袭的重要手段，也是预防传染病发生和流行的最经济、简便、有效的方法。传统的健康教育是在家长建卡时、婴幼儿接种前后对家长进行口头教育，要求家长自行阅读预防接种宣传册，了解接种流程、禁忌证、不良反应等，但口头教育效果有限，部分家长对接种的重视程度不够，导致接种后不良反应发生率增加、医患纠纷升高。系统化的健康教育在传统教育的基础上优化和完善了教育方法，实行集体宣教和个体化指导相结合的教育方法，针对不同环节循序渐进地教育，尽量满足家长及婴幼儿的个体化需求，强调接种时婴幼儿的心理护理，获得了较为满意的效果。

1. 接种前

嘱咐家长在预防接种前给婴幼儿洗澡，保持皮肤干燥清洁，穿干净、舒适的衣服，注射前不宜空腹，以免发生低血糖；询问家长近三天内婴幼儿有无发热、感冒、腹泻等疾病，这类婴幼儿需暂停接种疫苗，待身体痊愈后方可接种；向家长介绍本次接种疫苗的相关知识，包括预防疾病、注意事项、可能发生的不良反应等，使家长了解并重视疫苗接种，积极配合相关工作；发放预防接种须知和预防接种时间表，要求家长准时带婴幼儿来接种，以防达不到预防效果。

2. 接种时

向家长及婴幼儿简单、扼要讲解本次接种疫苗的作用机制、适应证、禁忌证等，突出重点，强化记忆。解答家长提出的各种疑问。接种时，注意安抚婴幼儿情绪，要求家长协助控制好婴幼儿体位，以免婴幼儿过分抗拒造成接种失败。告知家长接种后的注意事项及可能发生的不良反应，增强家长对婴幼儿接种后的护理能力。

3. 接种后

嘱咐家长带婴幼儿在休息室观察30分钟，多饮水，若情况正常，无不良反应发生，方可离开；指导家长接种当天不可给婴幼儿洗澡，保持其注射部位的清洁，避免婴幼儿用手搔抓注射部位，以免注射部位感染。若婴幼儿出现发热、恶心呕吐、头痛、全身不适等不良反应，或小儿出现精神不振、哭闹等症状，一般多为轻度，无须特殊处理，嘱咐家长给小儿多喝水，可自行缓解。若体温超过38.5℃，嘱咐其去医院就诊。若注射部位有轻度红肿、疼痛，无须特殊处理。

拓展阅读

接种操作前准备

1. 评估患儿并解释

(1)评估：①患儿的病情、治疗情况、用药史、过敏史；②患儿的意识状态、肢体活动能力及合作程度；③注射部位皮肤及肌肉组织情况。

(2)解释：向患儿及家属解释注射的目的、方法、注意事项、配合要点、药物作用及其副作用。

2. 患儿及家属准备

(1)了解注射的目的、方法、注意事项、配合要点、药物作用及其副作用。

(2)取舒适体位，暴露注射部位。

3. 环境准备

清洁、安静、光线适宜，必要时用屏风遮挡患儿。

4. 操作者准备

衣帽整洁，修剪指甲，洗手，戴口罩，戴手套。

5. 用物准备

(1)治疗车上层：①注射盘：内有盛无菌持物镊的无菌容器、皮肤消毒液(75%乙醇或0.5%碘伏)、无菌棉签、无菌纱布或棉球、砂轮、弯盘、启瓶器。②无菌盘、1~5mL注射器、4~7针头、药液(按医嘱准备)。③医嘱卡。④一次性橡胶手套、手消毒液。

(2)治疗车下层：锐器盒、医用垃圾桶、生活垃圾桶。

6. 操作步骤

(1)抽吸药液。

(2)认真核对。

(3)定位消毒。

(4)核对排气。

(5)进针推药。

(6)拔针观察。

(7)再次核对。

(8)操作后处理：协助患儿取舒适体位，清理用物，洗手，记录。

7. 注意事项

(1)严格执行查对制度和无菌操作原则。

(2)2种或2种以上药物同时注射时，注意配药禁忌。

(3)对2岁以下婴幼儿不宜选用臀大肌注射，因其臀大肌尚未发育好，注射时有损伤坐骨神经的危险，最好选择股外侧肌、臀中肌和臀小肌注射。

(4)注射中若针头折断，应先稳定患儿及家属情绪，并嘱其保持原位不动，固定局部组织，以防断针移位，同时尽快用无菌血管钳夹住断端取出；若断端全部埋入肌肉，应速请外科医生处理。

(5)对需长期注射者，应交替更换注射部位，并选用细长针头，以避免或减少硬结的发生。

任务评价

【学习评价】

主题	内容	优秀	良好	一般	较差	很差
学习态度	能准时参加全部课程，按时提交作业，及时查阅教师上传的学习材料	5	4	3	2	1
专业知识	掌握免疫规划疫苗种类、接种途径、不良反应、注意事项、健康宣教	5	4	3	2	1
研讨精神	积极参与讨论，对其他人的发言能提出合理的分析和见解	5	4	3	2	1
团队协作	能很好地融入课堂小组讨论，共同推进学习进程	5	4	3	2	1
沟通交流	能够清晰准确地表达自己的观点，与他人交流时态度、语气恰当	5	4	3	2	1
人文素养	能够关注医学人文知识，有意识地树立职业精神	5	4	3	2	1
信息素养	会检索常见的医学专业文献数据库，主动阅读医学文献	5	4	3	2	1
实践应用	能正确实施婴幼儿疫苗的接种，对婴幼儿接种后出现的不良反应及时处理	5	4	3	2	1
自我小结						

【企业评价】

评价维度	评价项目及标准	1	2	3	4	5	6	7
知识	掌握免疫规划疫苗种类、接种途径、注意事项、预防照护要点							
技能	能正确实施婴幼儿的疫苗接种，对婴幼儿接种后出现的不良反应及时处理							
情感	对婴幼儿有爱心、耐心、细心、责任心，具有团队协作意识							

任务小结

我国将疫苗分为免疫规划疫苗和非免疫规划疫苗。我国现阶段免疫规划疫苗(一类疫苗)有:乙肝疫苗、卡介苗、脊灰灭活疫苗、脊灰减毒活疫苗、百白破疫苗、白破疫苗、麻腮风疫苗、乙脑减毒活疫苗、乙脑灭活疫苗、A群流脑多糖疫苗、A群C群流脑多糖疫苗、甲肝减毒活疫苗、甲肝灭活疫苗等。非免疫规划疫苗(二类疫苗)是居民自愿自费接种的其他疫苗,如水痘疫苗、流感疫苗、肺炎球菌疫苗、轮状病毒疫苗等。在预防接种前,均应向儿童家长讲解所接种疫苗的相关知识,包括预防疾病、注意事项、可能发生的不良反应等,使家长了解并重视疫苗接种,积极配合相关工作。居住在中国境内的居民在依法享有接种免疫规划疫苗权利的同时,应当履行接种免疫规划疫苗的义务。

推荐阅读

1. 李小寒,尚少梅. 基础护理学[M].6版. 北京:人民卫生出版社,2017.

2. 国家卫生健康委员会. 国家免疫规划疫苗儿童免疫程序及说明(2021年版)[R].(2021-02-23).

项目八

性传染病

项目目标

1.掌握艾滋病、梅毒的流行病学及预防，能熟练处理艾滋病预防方法，独立运用消毒和健康宣教等技能。

2.熟悉艾滋病、梅毒的临床表现、治疗原则，熟练制订婴幼儿常见预防措施，并开展针对性指导。

3.能初步完成婴幼儿艾滋病预防措施，熟练制订婴幼儿艾滋病的照护方案，并开展针对性指导。

4.了解艾滋病、梅毒的病原体特点、发病机制。

5.以促进婴幼儿健康成长为根本，在婴幼儿艾滋病预防与照护中，关心爱护婴幼儿，具有认真负责、科学严谨的态度。

学习重难点

学习重点：掌握艾滋病、梅毒的预防措施。

学习难点：艾滋病、梅毒的发病机制及预防措施。

思维导图

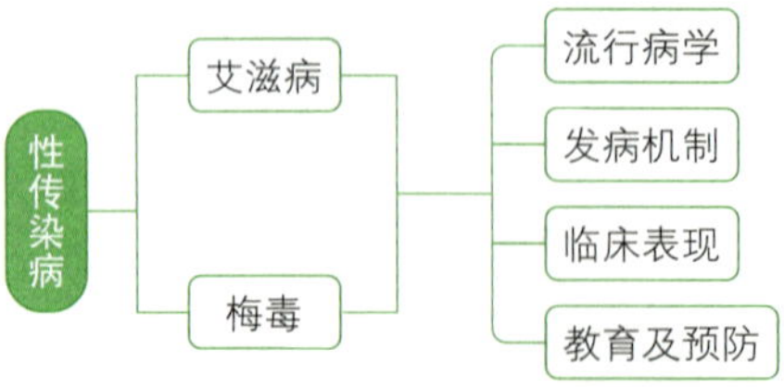

案例导入

人们可能普遍认为艾滋病(AIDS)、梅毒是发生在成人世界里的问题,其实对于婴幼儿来说,现实也同样让人触目惊心。母婴传播是婴幼儿感染人类免疫缺陷病毒(HIV)、梅毒螺旋体的主要途径。母婴传播最容易被大众忽视,导致有些孩子一出生就要与疾病相伴,甚至死亡。所以我们更应重视性传染病的防护,降低性传染病的发病率和死亡率。

任务一

艾滋病

任务描述

婴幼儿艾滋病主要通过母婴传播途径感染。自1981年首次艾滋病报告以来，截至2019年，全球目前现存艾滋病感染者3800万，其中0~9岁婴幼儿110万名，全球因艾滋病死亡人数69万人，其中0~9岁婴幼儿7.9万人。阻断母婴传播是目前最为有效的控制婴幼儿感染的方式，通过成功干预，母婴传播风险可以降至2%以内。目前婴幼儿的预防和治疗仍然处于最低水平，部分原因是缺乏婴幼儿艾滋病病毒的早期诊断，也没有立即获得最佳的艾滋病病毒治疗方案。如果不进行治疗，50%在出生时或出生前后感染HIV的婴儿将在两岁前死亡。学习并了解婴幼儿艾滋病相关知识对防治婴幼儿艾滋显得尤为重要。

工作表单

工作表单1

材料学习

HIV与免疫系统	HIV能攻击人体免疫系统，主要是破坏$CD4^{+}$T淋巴细胞，导致机体多种细胞免疫功能受损乃至缺陷，最终导致各种严重机会性感染和肿瘤。
HIV与神经系统	HIV感染后，在肺炎支原体(MP)中持续复制而成为病毒贮存场所，并可携带HIV透过血—脑脊液屏障，引起中枢神经系统感染，出现艾滋病性脑病。
HIV与呼吸系统	淋巴细胞间质性肺炎，病人肺组织内存在EBV和HIV基因及特异性HIV IgG和IgA产生增多。临床上表现为干咳和渐进性缺氧发作。
HIV与其他系统	可累及心血管系统、消化系统、泌尿系统等，出现相应临床表现。

HIV感染后的危害是什么?

工作表单2

材料学习:HIV病原体特点及理化因素

HIV属于RNA反转录病毒,本病毒为圆形或椭圆形,有核心和包膜两部分。目前已知HIV有两型可引起艾滋病,即HIV-1型和HIV-2型。全球流行的主要毒株是HIV-1,HIV-2的传染性和致病性较低。

该病毒对热敏感,56℃加热30分钟能灭活,50%浓度的酒精、0.3%的过氧化氢、0.2%次氯酸钠及1%漂白粉,经10分钟能灭活病毒,但对甲醛溶液、紫外线和γ射线不敏感。

《传染病防治法》中艾滋病属于哪一类病毒?需要治疗吗?

学习支持

艾滋病又称获得性免疫缺陷综合征(AIDS),是由人类免疫缺陷病毒(HIV)所引起的传染病。HIV攻击人体免疫系统,主要破坏$CD4^{+}T$淋巴细胞,导致机体多种细胞免疫功能受损乃至缺陷,最终导致各种严重机会性感染和肿瘤。本病传播速度快、发展缓慢、病死率高。

一、流行病学

1.传染源

艾滋病患者和无症状病毒携带者是本病的传染源。病毒主要在血液、精子、子宫和阴道分泌物中。在唾液、眼泪和乳汁中也能检测到病毒,具有传染性。①

2.传播途径

(1)母婴传播:儿童感染的主要途径。感染本病的孕妇可以通过胎盘、产程中及产后血性分泌物或喂奶等方式传播给婴儿。

(2)血液传播:如输血、注射、器官移植等。(注:HIV不会通过日常生活接触如共同就餐或者喂饭等传播)

3.人群易感性

人群普遍易感。

---

① 李兰娟,任红.传染病学[M].9版.北京:人民卫生出版社,2018.

二、发病机制

HIV侵入机体后，主要侵及$CD4^+T$淋巴细胞、巨噬细胞和树突状细胞，主要导致$CD4^+T$淋巴细胞被大量破坏，丧失辅助B淋巴细胞分化的能力，使体液免疫功能出现异常，从而导致免疫功能缺陷，引起各种机会性感染和肿瘤的发生。病情发展迅速，扩散广泛，在短期内导致死亡。

三、临床表现

婴幼儿感染HIV后，经过5年左右的潜伏期才出现症状，早期为非特异性临床表现，如轻度生长迟缓、体重降低、肝脾肿大、全身淋巴结肿大等。若合并机会感染及肿瘤，可表现为间质性肺炎、持续性鹅口疮、卡波西肉瘤、淋巴瘤等。

四、健康教育及预防

1.母婴阻断

(1)产前干预。已感染HIV的育龄妇女应避孕。鼓励HIV感染者或艾滋病患者终止妊娠；对于坚持继续妊娠的孕妇要提供充分的咨询和帮助，尽早进行抗病毒治疗。

(2)产中干预。尽量避免人工破膜、胎头吸引等损伤性操作，新生儿娩出后及时冲洗。

(3)产后干预。倡导人工喂养，对于母亲是HIV感染者或艾滋病患者的新生儿，人工喂养是最安全的喂养方式。

(4)儿童保健。HIV感染孕产妇所生儿童要及时进行艾滋病检测(抗体检测和核酸检测)、常规保健、生长发育监测、感染状况监测、营养不良预防、免疫接种等措施。

2.生活日常护理

室内保持空气流通，饮食上清淡少盐，少食多餐，定时进餐；每餐以粮谷类食物为主(如大米、面包、土豆等)，多吃新鲜水果、蔬菜和薯类；每天吃适量肉类、鱼类、蛋类和奶类(如猪肉、牛羊肉、鸡蛋、牛奶等)；注意添加糖、脂肪油脂类食物(但要避免高脂饮食导致腹泻可能)；每天保证足量的饮水。

注意观察患者表现，如有精神状态不好或者有其他不适，应及时就诊。

3.日常预防照护要点

(1)接触前后应清洁双手(七步洗手法)。

(2)患儿日常生活用品应专人专用，定期清洗。

(3)采取适宜的喂养方式并加强营养支持，增强婴幼儿自身免疫力。

(4)耐心细致，多抚摸、搂抱患儿，给予其心理感情支持。

任务评价

【学习评价】

主题	内容	优秀	良好	一般	较差	很差
学习态度	能准时参加全部课程，按时提交作业，及时查阅教师上传的学习材料	5	4	3	2	1
专业知识	掌握HIV传播途径、预防措施、预防要点	5	4	3	2	1
研讨精神	积极参与讨论，对其他人的发言能提出合理的分析和见解	5	4	3	2	1
团队协作	能很好地融入课堂小组讨论，共同推进学习进程	5	4	3	2	1
沟通交流	能够清晰准确地表达自己的观点，与他人交流时态度、语气恰当	5	4	3	2	1
人文素养	能够关注医学人文知识，有意识地树立职业精神	5	4	3	2	1
信息素养	会检索常见的医学专业文献数据库，主动阅读医学文献	5	4	3	2	1
实践应用	能进行HIV患儿照护，对HIV患儿的房间及用物进行杀菌消毒处理	5	4	3	2	1
自我小结						

【企业评价】

评价维度	评价项目及标准	1	2	3	4	5	6	7
知识	掌握HIV传播途径、预防措施、预防照护要点							
技能	能正确进行艾滋病健康宣教，能对HIV感染者进行分类管理及相关照护							
情感	对婴幼儿有耐心、细心，具有团队协作意识							

任务小结

艾滋病是一种病死率极高的严重传染病，属于乙类传染病，目前还没有治愈的药物和方法，但可预防。母婴传播是婴幼儿感染的主要途径。感染HIV后最严重的表现是各种机会感染和恶性肿瘤。

预防措施：落实预防母婴传播综合干预措施，可以有效预防感染。在日常生活中，应做好防护隔离工作，采取适宜的喂养方式并加强营养支持，增强婴幼儿自身免疫力。

任务二

梅毒

任务描述

梅毒是由梅毒螺旋体引起的全身性传染病。婴幼儿梅毒可分为先天性梅毒和获得性梅毒，先天性梅毒又称胎传梅毒，是梅毒螺旋体由母体经过胎盘进入胎儿血液循环所致。

工作表单

工作表单1

小组讨论

近年来梅毒发病率呈上升趋势，据统计每年全球有近2000万的梅毒新发感染者，妊娠期妇女感染梅毒的人数也在逐年增加，我国婴幼儿梅毒以先天性梅毒为主，获得性梅毒少见。

查询当地先天性梅毒的流行情况。

工作表单2

材料学习

梅毒螺旋体与皮肤黏膜	早期梅毒最早出现黏膜损害，如梅毒性鼻炎；出生后2~3周出现皮肤损害，形态多种多样，可为斑疹、丘疹、斑丘疹、水疱、大疱或脓疱等。
梅毒螺旋体与骨组织	骨损害发生率为20%~90%，表现为骨软骨炎、骨髓炎及骨膜炎。
梅毒螺旋体与淋巴系统	约50%患儿有全身淋巴结肿大，最有诊断意义的是滑车上淋巴结肿大。
梅毒螺旋体与其他系统	可累及心血管系统、神经系统、生殖系统等，出现相应临床表现。

感染梅毒后严重威胁是什么？

工作表单3

材料学习：梅毒螺旋体的病原体特点及理化因素

梅毒螺旋体属于密螺旋体，由于普通染料不易着色，所以又称苍白密螺旋体，螺旋弯曲规则，在暗视野下可见其运动似波浪形。

梅毒螺旋体抵抗力极弱，在体外不易生存。煮沸、干燥、肥皂水及一般消毒剂（如苯酚、酒精）很容易将其杀死，但在低温（-78℃）条件下可保存数年，对青霉素敏感。

感染梅毒对人体会造成哪些伤害？预后如何？

学习支持

婴幼儿梅毒可分为先天性梅毒和获得性梅毒，我国婴幼儿梅毒以先天性梅毒为主。梅毒螺旋体经胎盘传播多发生在妊娠4个月后。故孕母早期感染且未经治疗，无论是原发或继发感染，其胎儿几乎会受累，其中50%的胎儿发生流产、早产、死胎或在出生后新生儿期死亡。存活者在出生后不同的年龄出现临床症状，其中2岁以内的患儿为早期梅毒；2岁后为晚期梅毒，主要症状为早期感染遗留的畸形或慢性损害。目前尚无有效的人用梅毒疫苗，所以要想减少先天性梅毒的产生，必须从育龄妇女及孕妇抓起。因此，应加大婚前孕前筛查，做好孕妇的保健工作，降低胎传梅毒的发生。

一、流行病学

1.传染源

唯一传染源是梅毒患者，其尿液、唾液、乳汁及精液等均含有梅毒螺旋体。

2.传播途径

（1）母婴传播。母体血液中的螺旋体经胎盘进入胎儿血液循环，是先天性梅毒的主要感染途径；少数可经产道感染；出生后婴儿可通过含有梅毒螺旋体的母乳感染。

(2)接触传播。经接吻或间接接触污染衣物和用具而感染，机会极少。

(3)性传播。是获得性梅毒的最主要传播方式。婴幼儿可因被性侵而感染，极少经医源性途径传播。

3.易感人群和流行特征

人群普遍易感。我国婴幼儿梅毒中，先天梅毒占绝大多数。

二、发病机制

梅毒的免疫反应极其复杂，在梅毒螺旋体感染的不同时期细胞免疫、体液免疫均有涉及。在妊娠4个月后，由于绒毛膜朗格汉斯巨细胞层退化萎缩，螺旋体通过胎盘和脐静脉进入胎儿循环。对胎儿的健康造成严重危害：一方面可导致出生时流产、死胎等不良妊娠结局；另一方面新生儿患梅毒可出现多系统损害，如感染、慢性损害等，严重危害婴儿生长发育。

三、临床表现

1.胎儿期表现

肝脏肿大，胎盘增厚，宫内生长迟缓，早产，死胎等。

2.出生后表现

大多数患儿出生时无症状，在2~3周后开始出现症状。

(1)早期先天性梅毒。多发生在2岁以内，表现为早产儿、低出生体重儿或小于胎龄儿；发育状况落后于同胎龄儿。其他常见症状有：皮疹、鼻炎、骨损害、全身淋巴结肿大、肝脾肿大、黄疸、贫血、脑膜炎、心肌炎、肾炎、脉络膜视网膜炎等。

(2)晚期先天性梅毒。主要发生在2岁以后，主要表现为楔状齿、马鞍鼻、间质性角膜炎、神经性耳聋、智力发育迟缓等。

四、健康教育及预防

1.母婴阻断

(1)产前干预。患病期间不宜怀孕。怀孕期间第一次产检进行梅毒检测。梅毒血清学检测方法有非梅毒螺旋体抗原血清学试验和梅毒螺旋体抗原血清学试验两类。采用其中一类试验对首次就诊的孕产妇进行梅毒筛查，对筛查结果阳性者，需用另一类试验进行复检，确定其是否为梅毒感染。对梅毒感染孕妇进行规范(全程、足量)的治疗，以治疗孕妇梅毒感染和减少梅毒母婴传播。

(2)产中干预。提供适宜的安全助产服务，尽量避免可能增加梅毒螺旋体经血液、体液母婴传播的危险，减少在分娩过程中新生儿感染梅毒的机会。

(3)产后干预。对梅毒感染孕产妇所生儿童要进行定期随访,进行梅毒相关检测及必要的预防性治疗。

2.生活日常护理

保持空气流通,给予清淡、易消化、高热量、高蛋白、高维生素饮食,晚期患儿酌情给予肠外营养,避免进食过冷、过热、过硬、辛辣刺激食物;先天性梅毒新生儿皮肤脱屑较多,皮肤斑丘疹内的渗出物有梅毒螺旋体的存在。及时处理皮损,保持局部清洁干燥,避免摩擦、挤压;长期卧床者注意更换体位,并轻轻按摩皮肤受压处。保持口腔清洁,每次喂奶后喂少量温开水,防止鹅口疮。眼部分泌物多者先用生理盐水棉签轻轻拭去分泌物,再予氧氟沙星滴眼。注意观察婴幼儿表现,如精神状态不好或者有其他不适,应及时就诊。

3.日常预防照护要点

(1)接触前后应清洁双手(七步洗手法)。

(2)严格消毒。可采用煮沸(100℃)、肥皂水和普通消毒剂对患儿的日常用物(衣服被褥、喂奶用具等)及污染物(伤口敷料、尿片等)进行严格消毒。

(3)患儿日常生活用品应专人专用,定期清洗。

(4)采取适宜的喂养方式并加强营养支持,增强婴幼儿自身免疫力。

(5)皮肤护理。

(6)耐心细致,多抚摸、搂抱患儿,给予其心理感情支持。

任务评价

【学习评价】

主题	内容	优秀	良好	一般	较差	很差
学习态度	能准时参加全部课程,按时提交作业,及时查阅教师上传的学习材料	5	4	3	2	1
专业知识	掌握梅毒的流行病学特点、预防措施、日常照护要点	5	4	3	2	1
研讨精神	积极参与讨论,对其他人的发言能提出合理的分析和见解	5	4	3	2	1
团队协作	能很好地融入课堂小组讨论,共同推进学习进程	5	4	3	2	1
沟通交流	能够清晰准确地表达自己的观点,与他人交流时态度、语气恰当	5	4	3	2	1
人文素养	能够关注医学人文知识,有意识地树立职业精神	5	4	3	2	1
信息素养	会检索常见的医学专业文献数据库,主动阅读医学文献	5	4	3	2	1

续表

主题	内容	优秀	良好	一般	较差	很差
实践应用	能了解梅毒的防治措施，能进行梅毒患儿日常照护	5	4	3	2	1
自我小结						

【企业评价】

评价维度	评价项目及标准	1	2	3	4	5	6	7
知识	掌握梅毒传播途径、预防措施、照护要点							
技能	能正确进行梅毒健康宣教，能对梅毒感染者进行相关照护							
情感	对婴幼儿有耐心、细心，具有团队协作意识							

任务小结

梅毒是由梅毒螺旋体感染引起的全身性传染病，属于乙类传染病。婴幼儿梅毒可分为先天性梅毒和获得性梅毒。早期先天性梅毒主要表现为发育状况落后、皮疹、脑膜炎、心肌炎、肾炎等多系统表现。晚期先天性梅毒主要表现为楔状齿、神经性耳聋、智力发育迟缓等。

预防措施：先天性梅毒主要通过母婴阻断预防，在日常照护中需要对患儿的日常用物及排泄物进行严格消毒，采取适宜的喂养方式并加强营养支持，做好皮肤护理及注重心理护理。

推荐阅读

国家卫生健康委员会等．遏制艾滋病传播实施方案(2019—2022年)[R]．(2019-09-11)．

笔记

笔记

笔记

笔记

笔记

笔记

笔记

笔记

笔记

笔记

笔记

笔记

笔记

笔记